猴面包树

冲破黑暗的生命之旅

Psychologist's
rsonal Recipe for
appiness

raumas and Triumphs

Paul Foxman

［美］
保罗·福克斯曼

——

著

胡东磊

——

译

浙江教育出版社·杭州

前言

74岁那年，我患上了充血性心力衰竭，突如其来的疾病将我困在重症监护室，长达12天。在此期间，我一边与病魔抗争，一边开始了本书的构思与编写。回顾发病那天，我仍心有余悸。当时，我的情况十分糟糕，被救护车紧急送往医院，不知能否活着出院。要知道，在8年前的同一时节，我就有一个兄弟死于这种遗传性心脏病。住院后的第二天，我的病情每况愈下，心脏射血分数（泵血能力）检测为25%，而正常范围应是50%~65%。一名护士来到床前，问我还有没有什么话想交代的。凭借最后一丝神志，我隐约明白，这话的意思是我的时日不多了。我靠五根静脉注射管维持着最后的生命，其中一根肺动脉导管从颈部刺入心脏和肺部。因正值疫情特殊时期，家人和朋友均无法前来探视，而走进病房的护士、采血师、心脏病专家、住院医生和实习生个个都戴着口罩和防护罩。我害怕极了，每天好似做噩梦一般。当然，这不是梦，而是现实。游离于生与死的边缘，我是如此无助和孤独，我开始想念被阳光笼罩舒适的家，开始期望返回心理师的工作岗位。但迫于无奈，彼时的我只得躺在病床上，回顾走过的一生。面对死亡时，人们总是禁不住去回顾人生。

在我漫长的创伤生涯中，此次患病并非唯一。小时候，我遭受过虐待，那些可怕的经历令我痛彻心扉，留下严重的创伤后遗症，直至成年仍备受煎熬。然而，在伤痛与挫折过后，我重整心情，再次出发，踏上了一条美好、充实又富有意义的人生道路。我不仅活了下来，还变得更加顽强，这场疗愈之旅最终宣告胜利，完美收官。我个人的真实故事生动地展现了一个道理：创伤终成过往，幸福就在前方。

本书记录了我74年间从创伤走向胜利的旅程，以第一章"地狱厨房"为起点，在纽约一个暴力横行的贫民窟里，我生活了18个年头，遭遇了无数童年悲痛与创伤。不仅如此，还有很多伤痛经历，都将在后续章节——展开。但本书的目标并不止于陈述我的个人事例，而是以此揭示一个深刻道理，即人们受创后是有康复的可能的，并且能够过上充实的生活。因此，我详尽讲述了自己通向康复的胜利过程，包括如何找寻人生使命，如何使生活充满目标、意义和爱。当然，有些胜利也包含了种种机缘巧合，比如：我曾获得耶鲁大学的全额奖学金；在最短时间内拿下临床心理学博士学位；写了四本关于焦虑的书，其中一本荣登畅销书排行榜；长达20年间，我花光所有积蓄前往各地发表演讲，不止一次踏足美国各州，如夏威夷和阿拉斯加，以及其他目的地，如古巴和加拿大各省(沿不列颠哥伦比亚到新斯科舍，仅一个省份未涉足)。在过去的20年里，我参加了500多次国际研讨会和培训。此外，我还与人合作创建了一所华德福学校[1]，并设立了一所心理学实践与治疗师培训中心，该中心由17名治疗师组成，发展得朝气蓬勃，服务人数不计其数。

　　几乎所有形式的创伤，尤其是性虐待和躯体虐待，都会影响受害者的自尊心、信任度和安全感，从而引发羞耻、恐惧、脆弱、怀疑和受伤心理。为从痛苦中抽离，受害者大多会进行心理防御，将加害者看作彻彻底底的坏

1　华德福学校是一所采用华德福教育理念的学校，倡导以人为本、注重身心和谐发展的全人教育。——译者注

人，也就是采取所谓的"分裂防御机制[1]"。有些人年纪轻轻便遭受创伤，过早地失去了纯真。大多情况下，他们永远无法度过一个有安全感的童年。创伤最常见的后遗症便是心理障碍，如焦虑、抑郁，最严重的是"创伤后应激障碍[2]"。

依我的观点来看，创伤康复的终极目标远远不只是活着，这也是为何我不标榜自己为一个幸存者。真正的康复意味着重拾信任、爱与被爱的能力，充满力量与安全感，建立自信，获得成功，拥有梦想，乐观思考，发现自我价值。如果幸运的话，享有一个充实、幸福、有意义和有目标的人生。

在美国，童年创伤的发病率令人震惊，我只是其中一例。1998年，美国疾病控制与预防中心和加州的凯撒健康维护组织合作开展了一项大规模研究，涉及17421名成人样本。研究人员分组展开"儿童期不良经历"的调查。儿童期不良经历包括性虐待、躯体虐待、情感忽视、躯体忽

---

1 分裂是一种心理防御机制，使用这种机制的人非常极端，认为人或物要么好、要么坏，因为好坏混在一起时会给他们带来冲突和焦虑。——译者注

2 创伤后应激障碍（post-traumatic stress disorder, PTSD）是指个体目睹或遭遇到一个或多个涉及自身或他人的实际死亡，或受到死亡的威胁、严重的受伤、躯体完整性受到威胁后，所导致的个体延迟出现和持续存在的精神障碍。——译者注

视，以及有害的家庭环境，如患精神疾病、离异、犯罪等。报告显示，在调查样本中，至少有一人遭遇儿童期不良经历的占67%，三人及以上的占22%。其他大规模研究也报道了类似发现。例如，2011年，物质滥用和精神健康服务管理局对14733名儿童开展调查，发现其中丧失看护人的占48%，目睹过家庭暴力的占47%，来自病残家庭的占44%。近来，人们意识到，童年创伤还包括贫穷、流离失所、被遗弃、缺乏安慰、对未知的恐惧、目睹各种暴力行为、父母自以为是或不成熟的养育方式。这一定义扩充了儿童期不良经历，新增"发展性创伤障碍[1]"这一诊断。经历过多次严重童年创伤的患者很多，我就是其中之一。

鉴于以上数据，以下结论昭然若揭：我们生活在一个助长创伤的环境之中。例如，贫困在美国无处不在，居住于城市贫民区的儿童有7400万人，在他们18岁前，50%的人都至少经历过一次创伤，85%的人目睹过暴力，66%的人直接受害。我自幼成长在纽约市的贫民窟里，对贫困引发的创伤再熟悉不过了。

在电视、电影和电子游戏等媒体中，暴力内容频繁

1　发展性创伤障碍(Developmental Trauma Disorder, DTD)，指长期处在危险、虐待或照顾不足的环境中成长，而出现情感、行为、自我、关系等方面的失调，以及一定的创伤后应激症状。——译者注

出现，十分猖獗。例如，在《侠盗猎车手：罪恶都市》（*Grand Theft Auto: Vice City*）电子游戏中，玩家扮演的角色为一名刚出狱的暴徒。他为了巩固黑帮势力，从事毒品交易，其间不仅卷入帮派斗争，还经营了一家色情工作室，并犯下抢劫银行等各项重罪。玩家还可以开车上街找个女人，把她带到一条黑暗的小巷里，干些不为人知的事情。此外，游戏中的暴力行为非常残酷，玩家可以用各种武器杀人。关于游戏中的暴力与现实暴力的关联，有证据表明，游戏中的暴力会诱发现实暴力。但我自幼目睹了太多事例，所以明确知道，游戏中的暴力也是来源于真实世界的。

上述游戏的暴力元素并非最高，更有甚者是《夺命邮差2》（*Postal 2*），由游戏开发商 Running With Scissors 制作发行。作为《夺命邮差1》（*Postal 1*）的续集，该版本备受争议，遭到10个国家封禁，其制作团队也被美国邮政局起诉。因其充斥的暴力内容过于激烈，娱乐软件评级委员会将其评为首款M级游戏（即适合17岁及以上的成人玩）。当然，对于该游戏涉及暴力一事，开发商矢口否认。类似地，2021年，暂定发布的《费卢杰六日》（*Six Days in Fallujah*）是一款全新的在线射击游戏，玩家利用仿真枪支向对手公然施暴。开发商 Epic 却声称该游戏模拟了伊拉克战争中最血腥的战斗画面，可以充当一部"历史教科书"。

一项针对8至18岁儿童的美国全国性研究，选取了1178个样本作为研究对象，研究者发现近9%的儿童每周都玩电子游戏，且时长不止24个小时。此外，在10岁儿童中，有80%的人拥有至少一台联网游戏机，而25%的学龄前儿童则经常上网。

一些电子游戏仅凭名称，就能看出其涉及暴力，如美国最畅销的几款游戏——《杀戮地带》(*Kill Zone*)、《生化危机》(*Resident Evil*)、《战神》(*God of War*)、《使命召唤》(*Call of Duty*)。某些重金属摇滚乐队的名字也凸显着暴力，如"汽油弹死亡"(Napalm Death)、"核死伤"(Megadeath) 和"百万死亡警察"(A Million Dead Cops) 等。

1999年，在科罗拉多州的哥伦拜恩高中，一名学生枪杀了自己的同学。在其他地方，类似暴行也时有发生，而这些都是从日常电子游戏中学来的。一项报告特此强调，暴力电子游戏的负面影响极大。值得关注的是，一些军事机构会借助商业电子游戏，对士兵进行战斗训练和杀戮脱敏。同样地，对儿童或青少年来说，在几个小时的谋杀模拟后会出去真正伤人，也就不足为奇了。

观察儿童电视节目会发现，在许多演出和节目中，暴力行为随处可见，甚至穿插于周六早上播放的卡通片中。一项研究表明，上述卡通片在播放时，一小时就会产生47起暴力行为，包括伤害、致残和杀戮。纵观全局，美国国内恐怖主义、分裂政治行为以及出于种族动机的仇恨犯罪和各种暴力事件每天都在发生。

在美国，甚至可能在全球范围内，针对儿童和青少年的性虐待也存在，遍布于教堂、高中运动会、童子军[1]和夏令营等各种场合。在体操界，有368名尚未步入及正处青春期的女孩遭受过性虐待，施暴者为她们的教练、老板、医生和其他成年参与者。看到这一报道时正值2016年，当时我的心都要碎了。报道共提及115名施暴人士，其中不乏在美国各领域备受尊敬的大人物。由于羞耻和恐惧，这种儿童性虐待的事例未充分披露，真实的数字或许永远也不得而知。

儿童性虐待的对象不仅限于女孩。生理发育成熟后，男孩也会遭到性虐待，发生概率为1/6。前述合作开展的儿童期不良经历研究称，16%的男性在18岁前就遭受过性虐待。许多研究也都发现了类似的结果。1996年，一项针对

---

1 童子军，西方国家一种野外活动的训练方式，用以培养青少年成为快乐健康有用的公民。——译者注

波士顿地区男大学生的研究显示，18%的男性在16岁之前遭受性虐待，也就是说比例接近1/5。1998年，一项研究对男性儿童期性虐待展开综述，认为该现象较普遍，被严重低估与报道，且未得到充分治疗。数以百万计的男性在童年时受到虐待，持续笼罩在创伤和信任破裂的阴影之下，而我，就是其中之一，在12岁时就遭受过攻击和虐待。

有关男孩性虐待的盛行，可以见之于一家名为"六分之一"的救助机构。该机构始建于2007年，由环法自行车赛三冠得主格雷格·莱蒙德联合创立。童年男性遭遇不良性经历后，留下的心灵创伤会延续至成年时期，进而影响个人的正常生活，但这一问题却常常被忽视。因此，该机构致力于降低这一问题的负面效应，提供相关的应对资源。

我在打算写这本书时，搜寻过有关个人创伤康复的书籍，但只找到了一本。该书的作者是位男性，他的创伤主要集中于母子性虐待。如前所述，至少有5项大规模研究发现，16%~18%的男性在18岁之前遭受过性虐待或性侵犯，但几乎无人寻求帮助。他们长期饱受着创伤的折磨，如创伤后应激障碍、焦虑、抑郁、药物滥用、自杀、学习或工作成就感低，以及亲密关系受挫。因此，我希望本书能够引起人们对男性性虐待的关注，与此同时，男性也应鼓起勇气在家人、朋友和伴侣的支持下寻求帮助。

童年创伤必然会引发焦虑，但从长远来看，也存在着转机。针对儿童期不良经历的研究发现，童年逆境和健康结果之间存在相关性：儿童期不良经历越多，心脏病、癌症和慢性阻塞性肺病的患病风险就越大，为平均值的2.5倍；儿童期不良经历占4次及以上，抑郁症患病率为平均值的4.5倍，自杀率甚至高达平均值的12倍。9岁时，我曾因呼吸受损在救护车上进行了紧急的气管切开术，随后住院两周。此次创伤，保不住就是我后来心力衰竭的诱因。

此外，童年创伤还影响大脑发育。大脑有一个区域，叫作"前额叶皮层"，控制着人的批判思维、执行功能和学习能力。同时，它还异常活跃，用以刺激人的生命意识。因此，当该区域受损时，受害者更易呈现出判断力低下、自虐和其他高风险行为的特征。童年创伤究竟是如何影响健康的？儿童期不良经历研究表明，这涉及身体应激反应系统，即"下丘脑—垂体轴"。创伤造成的影响是持久性的，长期挥之不去，致使应激反应系统处于慢性唤醒状态，免疫系统也会被迫削弱。

还有很多受创的儿童和青少年，但大多都没被发现，也没得到任何帮助。据统计，获得专业援助的只有25%的人。此外，求助者也存在着性别差异：女性人数为男性的

3倍，相应地，女性治疗师也是男性治疗师的3倍。在传统的潜意识里，男性应该坚强，遇事求己不求人，因此哪怕受了伤害也选择了保持沉默。相比之下，女性则更喜欢谈论自己的感受，并寻求专业帮助。

"**康复**"意味着失而复得，重获新生。

要想激发与生俱来的能力，总得失去点什么，至少得受点伤，但康复的可能性始终存在。我坚信，人们能够从创伤中恢复，这不仅仅是基于我的个人经历，也是基于我作为心理学家从业47年来的观察。很多前来咨询的来访者在我的治疗下不仅走出了情感创伤，还释放出巨大的能量，找到自己的使命感后，过上了有意义的生活，并且心满意足、怡然自得。有些人甚至也成了治疗师，与受害者的经历深深共鸣，并激励他们实现自身潜能。

但实现自身潜能这件事，大多数人都做不到，创伤受害者尤为如此。那么，怎样才能减少创伤阴影，获得幸福、快乐、意义和目标呢？就我个人而言，答案也许是：一路走来，形形色色的人走进我的生活，施以爱、帮助和支持，不知不觉间，我整个人就焕然一新了。我称他们为"天使"，并构建出所谓的"关系天使理论"，即我们一生都活在各种关系中，有的人经受住了时间的考验，有的人却转瞬即逝，甚至以痛苦告终。但假如这段关系能带给我们收获、成长或进步，那就是有意义的。尽管人们不易察觉互为彼此的天使，但兴许每段关系的背后，都满足着某种"需求"或"目的"。多年来，这种看待关系的方式卓有成效，帮助我和许多来访者从容应对创伤、心碎和失去。因此，我们应将着眼点放在这些益处，并心怀感激。在本书中，我介绍了自己生命中的那些天使，以及他们帮我战胜创伤的经历。

我还谈到了自尊在创伤康复中的作用。在许多性虐待案件中，包括我在内，受害者总喜欢将后果归咎于自身，比如遭到了虐待，怪自己没有尽力预防或阻止，或认为是因自身言行而招致受害。这样一来，我们就会产生挫败感，逃避展示的机会，如抓住创业契机、追求研究生学位、敢于冒险，以及追逐梦想。接下来，我还讨论了创伤康复的方法，其中涉及高自尊的主要来源。

除了关系天使理论，焦虑本身的能量也有助于创伤康复。焦虑的表现形式多种多样，如担忧、恐惧和惊恐发作。但焦虑本身也是一种能量，如果这种能量导向积极的目标，受害者就能实现自我价值。以我个人为例，创伤后的焦虑成为我茁壮成长、获得幸福的驱动力。所以，如何将焦虑转化为工作动力，进而心满意足地生活至关重要。本书就此提供了相关建议。

成功的创伤康复有许多方法，其中包括自我调节，如呼吸控制。精神病学家弗里茨·皮尔斯提出了"格式塔疗法"，即人在焦虑时，由于过度激动，会出现呼吸困难，因此可以通过训练调整呼吸，来掌控自身情绪，并增强自信。人能够有意识地控制呼吸系统，进而调控其他器官系统，如心血管和神经肌肉。此外，提升身体机能也有利于强化情感自信。学会控制思维、身体和情绪后，你便能更加游刃有余地掌控生活的其他方面。我有幸学习过这些技能，并实现了许多人生目标。

创伤康复不一定需要专业援助。我写过一本书，名为《战胜恐慌和焦虑症》(*Conquering Panic and Anxiety Disorders*)，书中列举了33个成功的焦虑康复案例，而大多都未经治疗。这些案例来源于一个作家网站，我在书中进行了一一评论，指明了诊断与解决步骤。事实上，许多人遭受过虐待，但都因朋友的温暖相伴，未经治疗便得以康复。

应对创伤的方法和策略有很多，但不信则无，如果你不相信的话，那就无济于事。积极看待过往，才是康复的必备良药。成为受害者虽为事实，但不必非要怀有受害者心理，如果你坚信能够获得成功、幸福、圆满、有意义的人生，就一定能化悲痛为力量，实现自己的人生目标。在这本书里，我将成功、幸福、圆满、有意义的人生称之为"胜利"。

这些"胜利"是因人而异的，每个人的经历不同，想法也各不相同。有关幸福的定义，我与积极心理学家索尼娅·柳博米尔斯基博士的想法不谋而合，她在《幸福有方法》（*The How of Happiness*）中写道：幸福是一种快乐、满足与乐观的心理体验，是一种对生活之美好、意义与价值的切实感受。

另一位著名的积极心理学家马丁·塞利格曼博士，则提供了许多个人幸福感的自评测试，包括真实幸福感量表、总体幸福感量表、生活满意度量表、幸福感调查和人生意义问卷。这些测试免费向公众开放，可以在宾夕法尼亚大学真实幸福感网站的问卷中心获得。

"创伤后成长"也进入了积极心理学的研究领域。"创伤后成长"是指人们遭遇创伤和逆境后，在心理与行为上发生的积极变化，如性格品质变得更加慷慨、友爱、谦逊。就个人而言，我就是创伤后成长的典型案例。

然而，要想获得幸福、实现自身潜能，并非易事。所谓的创伤康复，不仅依赖于患者自身的努力，还受某些重大文化障碍的制约。从2012年起，联合国每年都会发布一份《世界幸福指数报告》，数据来源于民意测验机构盖洛普和劳氏船级社基金会。该报告根据幸福指数对156个国家进行了评估及排名，评估标准包括：个人自由度、政府及企业善治、预期寿命、慈善援助、国民经济、积极情绪（笑声和愉悦）、消极情绪（担忧、悲伤和愤怒）。2019年报告显示，美国在156个国家中排名第19位。芬兰的幸福感最高，其次是冰岛、丹麦、瑞士、荷兰、瑞典、德国和挪威。幸福感高于美国的还有新西兰、加拿大、奥地利、哥斯达黎加、以色列、卢森堡、爱尔兰和比利时。基于上述发现，可以合理地得出一个结论：生活在美国的幸福感低于其他国家。除此之外，生活在美国，人们的焦虑、抑郁、成瘾和屏幕使用时间也相对更多。研究表明，这些内容与幸福呈负相关。

很多人认为钱能买来幸福。2010年，普林斯顿大学进行了一项研究，结果显示，钱确实能使人感到幸福，但当年收入在7.5万美元时，幸福感就达到极限了。因此，超过7.5万美元的门槛，再多的钱都不起作用。然而，沃顿商学院于2021年展开研究，反驳了上述观点。在该研究中，超3.3万名受访者在手机端分享自己的即时快照，以记录生活的所思所感。研究指出，所有形式的幸福感都随着收入增加而持续增长，并无拐点。换言之，金钱越多，幸福感越多。但不可否认的是，把金钱等同于幸福的人往往都不太幸福。此外，挣的钱越多，工作时间就越长，压力与紧张感也随之倍增。最终，该研究得出结论：金钱只是幸福的来源之一。

除了经济保障，幸福还源于良好的社会关系、有意义的工作、创造力和目标感。比如，田纳西州有一处自给自足的素食部落，社会结构强调无私、创造和目标一致。聚居在那里的人自称为"志愿农民"，保持着精神共鸣，而非传统意义上的宗教联系，因此过得十分幸福。

我从出生到74岁，去过很多地方，所见所闻都记录在了本书中。每个地方都是生命中的一站，我一边经历，一边成长。那些人际关系、学校教育、专业培训和工作经历都促成了我从创伤走向胜利的成功之旅，而沿途的千姿百态，也使得这趟旅程饱经沧桑，与众不同。有的时候，生活会一反常态，变得剑拔弩张、令人窒息，现如今回想起来便觉得好似一场挥之不去的梦魇。这样的梦魇，我经历了无数次，如破茧成蝶、凤凰涅槃般饱受煎熬与折磨。

我出生于纽约，随后去了纽黑文、蒙特利尔、迈阿密、旧金山、纳什维尔、圣莫尼卡和佛蒙特州的几个地方。虽然在各地停留的时间长短不一，但从心理学上讲，每段时期都同等重要，都给我带来了巨大的影响和变革。例如，我在旧金山只待过一年，但这段时光却意义非凡、影响深远，好比在纳什维尔的三年，在纽黑文的耶鲁大学的四年，以及在南加州做心理学家的五年。当然，就困扰我多年的创伤而言，在"地狱厨房"长大的前18年最为刻骨铭心。发展心理学告诉我们，创伤或虐待发生得越早，烙下的心理阴影就越深、越严重。

目录

i   前言

001   1. 地狱厨房 （1946—1968）

027   2. 魁北克省圣阿加特德蒙 （1946—1964）

035   3. 康涅狄格州纽黑文 （1964—1968）

043   4. 魁北克省蒙特利尔 （1968—1969）

049   5. 佛罗里达州迈阿密 （1969—1970）

055   6. 加利福尼亚州旧金山 （1970—1971）

069   7. 田纳西州纳什维尔 （1971—1974）

079   8. 加利福尼亚州圣莫尼卡 （1974—1980）

085　**9. 自驾旅行**（1975—1976）

093　**10. 加利福尼亚州威尼斯**（1976—1977）

103　**11. 佛蒙特州贝宁顿**（1980—1983）

113　**12. 佛蒙特州埃塞克斯**（1983—1985）

117　**13. 佛蒙特州杰斐逊维尔**（1986—1987）

125　**14. 佛蒙特州威利斯顿**（1987—2012）

151　**15. 佛蒙特州南伯灵顿**（2012—　）

161　**16. 反思与感悟**

189　**致谢**

1. 地狱厨房

(1946—1968)

身体发肤，受之父母。父母是一个人生命的源头。我们不是鸟儿衔来的，也不是从石头缝里蹦出来的。男性精子与女性卵子结合形成受精卵，经历胚胎生长、胎儿成型等一系列漫长的孕育，诞生出携带父母遗传基因的新生命。此后，后天环境与先天基因相互作用，塑造着个体生命的气质和行为模式。

我的外祖母安娜·哈梅尔是德国人，外祖父约翰·克里斯托弗·梅尔是奥地利人，两人移民至魁北克的蒙特利尔后，落地安家，生下了两个孩子，我的母亲多丽丝·梅尔是其中的老幺。外祖父母的邂逅故事发生在一艘船上，彼时两人于英国相遇，同乘开往加拿大的船只。他们的两个孩子相差九岁：老大名叫希尔达，老二也就是我的母亲。我的母亲在蒙特利尔度过了自己的孩提时光，公立中学毕业后，便考入康科迪亚大学，在那儿主修生物学课程，同时还参加了滑雪队的比赛。

我的父亲阿伦·福克斯曼同样出生在蒙特利尔，是从俄罗斯移民而来的。我的祖父辛查·福克斯曼是一名正统的俄罗斯犹太人。据我所知，他的职业是水管工。不幸的是，我的祖母安娜·赫什拜因死于自杀，早早便辞世了。在父亲12岁那年，曾目睹了这一幕——他是第一个在后院发现尸体的人。自此，家族创伤便给他打下烙印，根深蒂固，难以磨灭。

我的父亲在家中排行老三，上面有一个姐姐和一个弟弟：老大叫菲伊，老二叫内森。祖父打破了犹太人的传统，在不到一年的时间就与布瑞娜再婚，又诞下伊迪丝、海曼和朱利叶斯三个孩子。菲伊的老公叫做哈里，俩人住在布朗克斯区，放假时我去拜访过他们，留下了十分美好的回忆。伊迪丝去世前，我也曾去蒙特利尔看过她，往事历历在目，现如今却只剩感怀与悲恸。在遇到我母亲之前，父亲娶了阿米莉亚·罗马诺，但这段婚姻维持不久，他们也没有孩子。

我的母亲上了大学，但我父亲自读高中起便肩负起养家糊口的责任了，因而无缘上大学。遗憾的是，他本身博闻强识，又热爱戏剧和艺术，但囿于家庭责任，只能默默承受。对此他愤愤不平，满腹牢骚。但与此同时，他高度重视教育，认为教育是开启成功之门，并早早将这一理念潜移默化地灌输给了我。

听闻我父母的相识缘起于蒙特利尔的一辆公共汽车上。母亲正在看报纸，父亲也正俯身看新闻，突然他们抬头对视，眼神交汇，刹那间电光石火，爱情随之而来。婚后，他们移民到了久负盛名的戏剧演出中心——纽约。具体来说，他们落地在纽约的卡纳西，是布鲁克林的一个住宅区，以首批定居者卡纳西印第安人的名字命名。在这儿安了家后，父亲一头扎进剧院担当戏剧导演。但他还有另一个计划：加入美国陆军。

讽刺的是，父亲是一个拒绝携带武器的和平主义者，因此，他投身成了一名军医，在科罗拉多州的第10山地师接受训练。这是一支陆军滑雪中队，准备在意大利阿尔卑斯山出动直升机参战。

我属于婴儿潮一代。第二次世界大战后，归国士兵得以休养生息，他们成家育子，迎来了新生儿数量激增的浪潮。1945年至1964年间，出生的新生儿高达约7600万人。

父亲从战场归来后，带领我们举家搬进了曼哈顿西区一个社会福利住宅，名为"阿姆斯特丹住宅"。这些所谓的社会福利住宅涵盖许多6层和13层高的砖砌公寓楼，坐落于阿姆斯特丹大道和西区大道之间，从61街延伸至64街。我在18岁之前，一直生活在阿姆斯特丹大道63号的6层公寓。

阿姆斯特丹大道，也被称为"第十大道"，是一条穿越曼哈顿的卡车路线，也是通向城市各处的必经之路。生活在这里，可以步行前往演员工作室和纽约戏剧区——父亲梦想工作的地方。然而弊端是，不断驶过的卡车发出阵阵轰鸣声，伴随刺眼的灯光和柴油发动机的噪声，几乎无法屏蔽，令人夜间难以入眠。

此外，阿姆斯特丹的房子还有两个更糟糕的问题。首先，随着白人中产阶级从城市搬往纽约郊区，社会福利住宅越发沦为穷人扎堆的贫民窟，以波多黎各人和黑人为主，散居着无数破碎的家庭。阿姆斯特丹大道上的面包店、肉鱼类市场，以及水果和蔬菜小贩都渐渐销声匿迹了。在我10岁那年，父母离了婚，我们的经济转而变得拮据。离婚导致家庭生活水平下降，并引发人们情感创伤，这已是司空见惯的情形。就我个人而言，成长在一个贫穷、暴力、危险和各种族人群交织的市区，自幼便在心灵烙下了深深的创伤。

其次，阿姆斯特丹的房子毗邻"地狱厨房"——曼哈顿的一个西部社区。据历史学家称，曼哈顿南临41街，北临59街，东临第八大道，西临哈德逊河。而阿姆斯特丹的房子一直延伸至66街，"地狱厨房"则延伸至72街。我在"地狱厨房"生活时正值1946到1964年间。后来，直到20世纪90年代，曼哈顿西区开始了中产阶级化[1]趋势，高额的物价及租金迫使中等收入群体搬离，有钱人大批涌入，合作公寓取代了贫民窟住宅。

在原来的贫民窟住宅中，有一处尤为破旧，位于阿姆斯特丹住宅中间，名为"菲普斯住宅"。这些房子始建于1910年，由慈善家小亨利·菲普斯捐赠，是美国第一批经济适用房。当时，这里还属于优质住宅区，专门提供给有色人种居住，只是在我长大后，便被纽约市政府划为了"贫民窟"。爵士乐传奇人物——塞隆尼斯·蒙克就在菲普斯住宅长大。在我的记忆中，这里充斥着无数见不得光的交易，妓女、皮条客和吸毒者时常出没。此外，阿姆斯特丹住宅以北还有几个街区，里面坐落着一家爵士酒吧，当地人称之为"丛林酒吧"。我敢肯定，这儿也是一个毒品交

---

1 中产阶级化是指一个旧社区原本聚集低收入人群，但重建后地价及租金上升，引致较高收入人群迁入并取代原有的低收入者。——译者注

易所。穿着考究的黑人不断到访，开着酷炫的凯迪拉克商务车和各种豪华轿车，在保镖的围护下踏出车门。他们有的表面上是著名爵士音乐家，但暗地里的身份却不为人知。

此外，该街区还包括几条东西向街道，位于阿姆斯特丹和第九大道之间，从61街绵延至66街。此外，这里也是贫民窟住宅区，建有很多公寓房，只不过到了1959年，林肯表演艺术中心开始建设，占用了这块土地，于是房屋被迫拆除。林肯中心拥有16.3英亩[1]的建筑群，由30个室内和室外设施构成，每年接待游客达500万人次，于1962年开业，现已发展为纽约市的文化中心，涵盖纽约市芭蕾舞团、大都会歌剧院和纽约爱乐乐团。我从未想到，自己成长的那个贫穷、充满暴力和创伤的社区竟摇身一变成了一个文化中心。

令人遗憾的是，尽管林肯中心已经开业，周围的街区仍动荡不安。例如，我记得上大学时，去林肯中心看过一场演出。

当时，我把车停在一条小巷里，因为后备箱太小，便把吉他装进盒子，放在了后排座位的地板上。然而，当我看完演出出来，发现车被盗了，吉他也被偷了。这种事情

1　1英亩=6.07亩=4046平方米。——编者注

在纽约屡见不鲜。两个街区看似临近，实则大为不同：一个街区光鲜亮丽、秩序井然；转个拐角的那头却声名狼藉、肮脏败坏。后来，我将失窃一事报了警，警察却讥笑说："那你想让我们怎么办？"

直到20世纪70年代，"地狱厨房"一直是穷人和移民工人的避难所，守护着爱尔兰裔美国人、意大利裔美国人和希腊裔美国人。它坚韧不拔，饱经风霜，是一个不折不扣的种族大熔炉，在这个地区长大，为数不多的幸事便是接触到了各种肤色、文化和国籍的人。我在"地狱厨房"的公立学校上学，幼儿园至五年级在44街51号，六年级至八年级在59街191号。每次放学回家，都要经过阿姆斯特丹大道，我依稀记得，有一次路过47街的酒吧时，一个酒保给两名警察塞了一个信封。警察偷偷地环顾四周，生怕被人看到。我当时大约只有11岁，尽管还小，但也明确知道，那是一起腐败和欺诈事件。

我所在的高中位于66街，在第八大道和第九大道之间，是一所商学高中，名为"霍瑞斯曼高中"。在这里就读的学生，积极性很高，前途无限光明。然而，我的大多数朋友和熟人却是前途渺茫、黯淡无光，很少有人上大学，有的为离开这里，把参军作为救命稻草。高中生可以报名参加陆军、海军、商船队或空军，如果有幸入伍，就能学习贸易，享有基本收入和食宿，并在返回家乡社区时穿上制服，向乡亲们高调炫耀。未来貌似不会爆发战争，所以参军还是很安全的。然而，我却计划上大学。我清楚地记得，指导老师得知此事时，向我投来了鄙夷的目光。她怒目圆睁，嘲笑道："就凭你？"后来，我如愿考上了耶鲁大学，并获得全额奖学金。我满怀兴奋，把录取通知书拿到她面前，一雪前耻。当然，我能考上耶鲁，这本身就是一个故事，将在本书第三章讲述。

9岁那年，我经历了人生中的第一次心理创伤，情况紧急，在救护车上进行了气管切开术。起因是，我得了哮喘。病情发作时，尤其在晚上，会呼吸困难。当时，我与弟弟马克合住在一间卧室，因为痰堵住了气管，喘不上气，被迫从熟睡中憋醒。我试图呼救，但发不出声音，只记得敲打着卧室墙壁，然后就不省人事了。1954年还没有911急救系统，马克只能致电给我的医生坦南鲍姆。他闻讯后快速赶来，并叫了一辆救护车。上车后，他用一把小刀和一支笔帽划开我的气管，进行了气管切开术。第二天，我从医院醒来，躺在五档护栏病床上，浑身绑着约束带，动弹不得。我知道，这是为了防止我把呼吸机的管子拔出喉咙。接下来的两周，我在医院里一边疗养医学创伤，一边经受濒死体验带来的心理创伤。

一年后，我满10岁。就在这年，我的父母离了婚，给我造成了第二次创伤。他们之间关系紧张、冲突不断，其实我早有察觉，所以他们离婚时我一点也不觉得惊讶。然而，他俩育有三个孩子，在这样的五口之家中，我们朝夕相处，突然父亲要离开家门，我觉得天都快塌下来了。雪上加霜的是，在我成长的过程中，他俩又争吵了10年。大多数人离婚后，生活水平都会下降，我们家也不例外。自幼生活在比较贫困的环境中，我敏锐地意识到了阶级差异。

关于离婚对孩子造成的影响，1970年的一项研究较为全面可靠。心理学家朱迪思·沃勒斯坦、琼·凯利和一些同事通力合作，对131名离异儿童进行了长达25年的跟踪调查。研究结果记录于下列书中：《摆脱父母离婚阴影》（*Surviving the Breakup*，1980）、《重塑新生：离婚十年后的父母和孩子》（*Second Chances: Men, Women and Children, a Decade After Divorce*，1989）、《离婚的意外遗产》（*The Unexpected Legacy of Divorce*，2000）、《孩子怎么办：离婚前、中、后的子女养育问题》（*What About the Kids: Raising Children Before, During, and After Divorce*，2003）。与前人研究相悖的是，他们指出，父母离婚产生的影响，直至孩子成年后才开始浮现。那时，孩子们已经长大，轮到自己处理情感问题，比如是否信守诺言，或者要不要生小孩。此外，研究人员发现，这些影响与其说是离婚本身导致的，不如说是由离婚后持续多年的共同养育关系决定的。

沃勒斯坦提出了四种离婚后夫妻的共同养育方式。显而易见，有的会令孩子产生负面情绪，如焦虑和自卑。这四种方式分别是：

1.**完美朋友**：作为孩子的父母，他们有事商量，共同承担起抚养孩子的责任。他们相互尊重，一起参与家庭活动，甚至可以维持良好的友谊。

2.**合作同事**：虽然做不成朋友，但为了孩子，他们可以聚在一起，友好交流，分担养育责任，并控制自身情绪和潜在冲突。

3.**愤怒同伴**：离婚后，他们仍针锋相对、动怒发威，在监护权和探视权上，经常发生冲突。

4.**暴躁仇敌**：尽管身为父母，但他们无法沟通与合作，总在反复争吵，最终闹上法庭。

离婚后，我的父母之间经常发生争吵，就算不属于暴躁仇敌，也接近愤怒同伴。而且不幸的是，我也被卷入了冲突的漩涡，他们因无法友好交流，便把我当作传话筒，这令我极其不适，焦虑倍增。自然地，婚姻期间矛盾频出，离婚后也很难友好合作，在我父母之间，这样的敌对情形尤为激烈。有一次，为庆祝我高中毕业，成功考入耶鲁大学，他俩决定带我去餐馆大吃一顿，但就去哪家餐馆吃饭，两人在街上喋喋不休，吵个不停。我认为，争吵的本质原因是就餐费用。

10岁那年，母亲带我去看心理治疗师，地点在曼哈顿的犹太家庭服务中心。让我久久不忘的是，坐地铁时，妈妈告诉我："看好我们要坐哪趟车，要在哪一站下车，因为过了今天你就要一个人走了。"和大多数离异家庭的孩子一样，因为父亲的离开，我深感内疚、恼怒与悲伤，于是迫不得已去接受心理咨询。

我们来到一栋高层办公楼，咨询中心在上层，需要乘电梯才能到。地面一层有家金属风格的饮品店，由铬合金和乙烯基打造，专门售卖奶昔和冰激凌苏打。令我记忆犹新的是，有一次治疗很特殊，心理治疗师邀请我去饮品店，说："想吃什么随便点。"我点了一杯巧克力奶昔，杯子垒得特别高，简直前所未见。吃完后，他问了一个问题，令我永生难忘："你想再来一杯吗？"我的确想再来一杯，又怕太贪得无厌，所以听到这话时，我瞬间涨红了脸。但与此同时，我明白了这是个比喻，他想告诉我："这不是你的错，想拥有更多是情有可原的。"第二杯巧克力奶昔同样美味，我自此放下了家庭破裂的负罪感。

在"地狱厨房"的整个童年，恐惧总是如影随形，大部分原因是我在这个动荡的社区目睹了太多暴力。这儿以波多黎各人和黑人为主，时局紧张，暴力事件不断，百老汇戏剧《西区故事》（West Side Story）对其进行了生动刻画。谈及童年，一些影像和记忆格外醒目刺眼，因为这里种族矛盾激烈，作为一个白人男孩，我很容易成为敌对目标。有一次，我和一个波多黎各女孩约会时，遭到了一群波多黎各男孩的威胁和身体骚扰。他们说："嘿，臭小子，别和我们的女人乱搞！"我在中学时交往过一个波多黎各女友，名叫伊维特，但我们只能偷偷摸摸地谈恋爱，以防波多黎各男孩的惩罚与报复。

此外，围绕在我身边的暴力各种各样、不计其数。我记得曾有人朝我公寓楼的大厅扔进一把猎刀，刀片直接插入了旁边的电梯墙。在中央公园骑车的时候，我哥哥马克惨遭抢劫，自行车也被偷了。一个好斗的男孩把同伴推下码头，坠入哈德逊河淹死。还有个朋友，他父亲暴虐成性，动不动就对他拳打脚踢，最终导致他离家出走，再没回来。还有一些传闻，尽管我从未目睹过，但据说是城区北边有帮暴力团伙，喜欢拿管子和锁链打架。这些暴力事件和画面无疑加剧了我的不安和焦虑情绪。

我自己也是性侵的受害者。12岁那年，在上学路上，一名成年黑人男子突然叫住我，让我帮忙搬走一件家具，地址在63街的一栋废弃建筑中。我当时没多想，就天真地同意了。然而，我前脚刚踏进大门，他后脚就抓住了我的头，粗鲁地把我拽到大楼后方。我被牢牢挟持着，双脚在地板上拖着，发出碎玻璃和瓦砾的摩擦声。他拿起身边的砖头，威胁说："你最好老实点，乖乖听话！要是敢传出去一个字，小心脑袋开花！"他用最暴力、最羞辱的方式强奸了我。如果我胆敢反抗，他一定会杀了我，我不敢冒这个险，只能打消逃跑的念头。此外，我也没法光着屁股跑。尽管无比害怕，最终我还是顺从了。因为觉得羞耻，十多年间，我只将此事藏在心底，默默舔舐伤口。后来，我一直在寻找这个黑人，令人难以置信的是，有一次我确实看到他在附近游荡，可想而知，他在干什么。在我遭受的所有创伤中，这一次是最可怕、最致命的。

当然，令人作呕的性虐待事件还有很多，要是公之于众，会引起极度不适。我还是不说了，你只需知道所有的施暴者都是成年男子就够了。所以，对那些被男人性化、物化、剥削或虐待的女性，我感同身受。曾经，我就被一个不怀好意的男人跟踪过。迫不得已，我溜进了一家大型百货商场，借着拥挤的人潮掩护，从另一个入口蜿蜒而出，顺利逃脱。可能是人们觊觎我的长相，所以才实施跟踪和虐待。高中时期，我无意中听到，有些波多黎各女孩悄悄议论我，说："看他多可爱啊！太好看了！简直性感上天了！"

因为种种创伤经历，尤其是挥之不去的那些，我报名加入了学校田径队。初中时我是队内成员，高中时便成为队长。我参与的项目是400米短跑。这是一场战术比赛，不能一股脑儿地加速，而要讲究速度与耐心的结合，要保留体力进行最后的冲刺。与此同时，我也参与4×400米接力跑。在田径运动会上，我经常同时参加这两项比赛，得奖已是家常便饭。我在400米短跑中的成绩徘徊在48秒，有传闻称我是"纽约跑得最快的白人男孩"。有很多跟我们比赛的高中队，包括布鲁克林男子高中和其他学校，主要都是由黑人同学组成的。由于基因差异，白人更适合长跑，黑人则适合短跑。我不是纽约跑得最快的人，赢得的大多是银牌和铜牌，但我也荣获过一枚金牌，我把它挂在链子上做成一条项链，送给了当时的高中女友。

在"地狱厨房"的这些年，种族暴力无处不在，甚至在高中的田径队也是如此。想当年，一名黑人队员就在更衣室里打了我的脸，并大放厥词，骂我是个"白人垃圾"。他的名字叫拉维恩。显然他误会了我，认为我在和他的女朋友调情。我在高中是个风云人物，广受欢迎，但我可以保证，我没有干那种事，这纯属空穴来风。要知道，我们队里只有两个白人运动员：一个是我，另一个是保罗。保罗是意大利裔美国人，长跑运动员，十分聪明但孤僻，不与人交往。而我身为白人担任队长，也引得一些黑人队员愤愤不平。

每年，美国都会举行大学田径赛。为借用场地及设施，地点选在费城的宾夕法尼亚大学，名为"宾州接力赛"。虽然是大学竞赛，但它也包括一个高中项目。我们队由于在纽约市的亮眼成绩，成功获得了本次参赛资格。我清楚地记得，在去费城的火车上，田径教练一一叮嘱我们说："平时要温文尔雅，但跑起来，得像只猎豹！"除了田径比赛之外，它还是场表演秀，大学田径教练会来这里选拔高中人才。毫无疑问，我们队照样表现出色。奥林匹克田径队教练鲍勃·吉根加克发现了我，并鼓励我报考耶鲁大学。他是1964年奥运会的美国田径教练，同时，也是耶鲁大学的田径教练。后来，我申请了这所大学，并获得了全额奖学金。要知道，2019—2020年，耶鲁大学的学费和食宿费为每年55000美元。1964年，我被录取时，全部费用是每年3000美元，仍然令我的家庭望尘莫及。所以，这笔全额奖学金的意义非同小可。

如前所述，由于经历创伤，我对男性没多少好印象，加之从小和母亲一起长大，缺乏父亲的陪伴，我便偏爱和女性待在一起，那种感觉更自然也更舒适。然而，这些年来，我遇到了很多男性朋友，与之建立了重要而积极的关系。首段关系是和我的高中田径教练——马蒂·斯皮尔曼。我们称他为"斯皮尔曼先生"，因为他总是一脸严肃，快步流星，说话也尖酸刻薄。所有队员都知道他雷厉风行，说到做到。可是，我隐约觉得，他好像看穿了我，每次，他都如同父亲般对我，教我如何跑步、如何做人。作为学校年鉴的编辑和田径队的队长，我的领导素质显而易见，因此他常夸我是个有潜力的好学生。高中期间，我每次参加田径比赛时，父亲从未现身。但是，斯皮尔曼先生却总是远远地站在场边，为我加油打气。多亏了他的耐心指导，我的田径成绩很优异，并成功申请到了耶鲁大学，对此，千言万语也难表我的感激之情。

在我人生的各个阶段，都不约而同地出现了一些天使。读博士研究生期间，我在田纳西州纳什维尔的范德堡大学攻读临床心理学，导师是朱尔斯·西曼博士。显然，在毕业之前，大多数博士生都会担心自己能否完成项目研究，以及顺利通过答辩。然而，我却游刃有余，在项目开展后的第一年末，朱尔斯就说："保罗，你非常有能力，拿到博士学位不在话下，当前的主要任务就是按部就班地完成研究。"大四时，我与人合著了一篇论文，发表在著名期刊上。朱尔斯建议我召开心理学教授委员会，邀请他们共同审议，这样一来，就可以将原来的五年制博士攻读期缩短一年。他的想法是，毕业要写毕业论文，但我已经发表过成果，可见掌握了实证研究的技能和知识，所以，能够借此获得相应的论文学分。这个想法奏效了，我只用了四年时间便获美国心理学协会批准，顺利拿下临床心理学博士学位，创下全国有史以来最快的纪录。

博士研究生毕业前，我有过一段实习经历，位于加州旧金山的锡安山医院和医疗中心。在那里，我遇到了当时的训练分析师索尔·内多夫，他是一位精神病学家。我们相处得非常愉快，直至我回学校后，仍维持着深厚的友谊。后来，他去了一家儿童寄宿治疗中心当主任，就在缅因州的自由港，我前去拜访过他。我有了第一个孩子后，他也来佛蒙特州看过我。作为一名执业心理学家，他对我的治疗风格产生了深远的影响，至今意义悠长。

大卫·法斯勒也是一位精神病学家，住在佛蒙特州的伯灵顿——一座海滨城市，这里地处尚普兰湖畔，风景如画。在这儿，大卫有栋老房子，想邀我合作，共同开办一所佛蒙特州焦虑护理中心。1999年，我母亲不幸离世，我便接受了大卫的邀请，转而搬到这里。我们创建了一所顶级护理中心，发展得蒸蒸日上。有人说它是全佛蒙特州最好的办公室。有17名心理治疗师在我的督导下获得了执业资格，涉及领域有心理学、临床社会工作、心理健康咨询，以及婚姻和家庭治疗。在业务上，我和大卫吵过架，但最终都能和好如初。岁月更迭中，我们彼此相伴，走过了20多年，把事业经营得有声有色。然而后来，我的身体出了毛病，无力再工作下去，便想找个继任者。我把大卫叫来，告知了这一想法，我说："我想找个人接替自己。他必须有资格督导员工获取执照，可以成功吸引新的业务，领导素质优秀，并对经营企业感兴趣。"大卫答道："这样的人凤毛麟角，我只遇到你一个。你带的那些心理治疗师都是奔着你来的，如果你走了，很多人也会跟着走。我相信你的临床和管理判断力，找到一个同样优秀的人并不容易，恳请你尽量多待些日子吧。"

此外，马克·曼博士对我的影响也很大。同样，他也是位专业的心理学家。要知道，我们家没什么经商史，但马克·曼家族却经验丰富。因此，尽管我们年纪相仿，但我一直很敬佩他，把他当作哥哥。在新罕布什尔州的基恩市，有一所安提阿新英格兰研究生院，我在那儿教授硕士心理学课程。当时，有一个学生要实习，我便前往进行实地考察。考察地位于佛蒙特州的埃塞克斯章克申，那儿有一家心理学诊所，名为家庭治疗协会，创办者是马克和他的妻子朱迪思。正是在这次考察期间，我与马克悄然结缘。几个月后，我也加入了他们的诊所，担当培训主任。任职期间，我在儿童治疗和实习生临床监督方面，增长了很多专业知识。后来，又招了一些实习生进来，员工人数增加到18名心理治疗师和2名秘书。再后来，我与马克成了生意合伙人，我们以自己的房子作抵押，向小企业管理局申请贷款，建造了一座6000平方英尺（约557平方米）的办公楼，共事了大约15年。尽管我们俩也有过业务冲突，但从马克那里，我学到了很多公司的经营之道。当解除合伙关系后，我创办了自己的公司——保罗·福克斯曼博士公司，并继续经营佛蒙特州焦虑护理中心。讽刺的是，合作关系破裂后，马克竟然惺惺作态，对我说："我非常尊重你，敬爱你。"对此，我一点都没感受到。不过，最后我们还是和解了，直到今天仍是朋友。

除了这些职业关系，我还有一些朋友，我对他们非常信赖，相处起来有种特别的亲切感。其中之一就是凯伦。彼时，我们在佛罗里达州迈阿密的一个住院治疗中心相遇，她是看护员，我是住宅主管。我认识她的时间比任何人都长，友谊深厚，至今不曾断过。

最近，我在佛蒙特州遇到了弗雷德，由于志趣相投，很快就打得火热。我俩都喜欢骑摩托、弹吉他、探讨宗教。我们亲如手足，几乎形影不离。曾经，在俄亥俄州的利马，我们骑着摩托车，往返1800英里，列队参加宝马摩托车拉力赛。途中经过匹兹堡——弗雷德的家乡，他喊我停下来，带我看望了他独居的父亲。在返回佛蒙特州的途中，我们还去了他们一家曾经夏日休闲的营地，那里空荡荡的，但有个池塘，我俩在里面游泳提振精神。弗雷德知道我的孩子们住在波士顿，有一次谈及兄弟情谊时，他说："如果哪天你搬到波士顿，我会活不下去的。"

尽管我和父亲的关系不稳定，很长一段时间也没有联系，但他对我确实有着某些积极的影响。首先，他充满智慧，并且重视教育，虽然很穷，没法帮我支付学费，但一直赞许我的学术成就。其次，因为他的介绍，我从小就开始弹吉他。他是一位有抱负的表演艺术家，学过吉他和声乐。吉他老师每周来一次我们家给他上课，每当这时，我就跟着旁听。多年来，我断断续续地弹着吉他，但大学期间，因学业繁忙，便把它搁置了。正所谓鱼与熊掌不可兼得，我必须在音乐家和心理学家之间做出选择。在严格的博士课程中，我无法两者兼顾。

但我打心底知道，有一天我会重新拾起来的。2012年，在中断了30多年后，我买了一把漂亮的、崭新的、定制的马丁牌原生电吉他。当时，在佛蒙特州伯灵顿，有一家音乐商店，老板叫杰夫·威尔，他前往宾夕法尼亚州拿撒勒的马丁吉他定制店，亲自帮我挑选的。拿到吉他后，我几乎每天都弹，并开始写歌——我自认为是一名创作型歌手。在这里，我要向父亲道谢，因为他，我才爱上了吉他和音乐。至今，在我家中的办公室仍有一把父亲的旧吉他，它被挂在墙上作为装饰。

父亲还向我介绍了纽约的现场剧院。由于门票昂贵，我们不常去，但每次去的时候，都大为震撼，惊叹不已。我看了《毛发》（*Hair*）、《约瑟夫的神奇彩衣》（*Joseph and the Amazing Technicolor Dreamcoat Coat*）、《屋顶上的小提琴手》（*Fiddler on the Roof*），以及卡内基音乐厅的音乐表演。久而久之，我对成为一名百老汇舞蹈家产生了兴趣，自此在心底种下了一枚种子，直至成年。每当来纽约，给心理健康专业人士宣讲时，我都会去百老汇看戏剧。无论去哪儿生活和旅行，我也总是借机参加戏剧和音乐活动。

我的父亲是一个和平主义者，坚守道德正义，强烈反对战争和杀戮。他甚至不允许我拥有玩具水枪——当时，这在"地狱厨房"里很受欢迎。我记得有一次，临近圣诞节和光明节，我想要一把雏菊气步枪做礼物。它是把玩具枪，扣动扳机后，可以射出系在绳子上的软木塞。每次射击，都要把软木塞重新推回枪管里。毫无疑问，父亲一口拒绝了我。但是，母亲拗不过我，最终我如愿以偿。受父亲影响，我也主张和平。在越南战争期间，出于道义，我拒绝参战，申请成了一名"拒服兵役者"。这样一来，按照要求，我就得以"公益兵"的身份服役两年。关于这段服役经历，将在本书第五章和第六章详细讲述。

父母离婚后，我们兄弟几个跟了母亲，住在阿姆斯特丹的房子里。当时，母亲边养家边上学，在纽约的亨特学院攻读心理学硕士学位。其间，她去了医院实习，名为罗斯福医院，即现在的西奈山西医院，后来又在纽约公立学校的儿童辅导中心担任心理学家，一待就是37年。我的任务之一是每天做晚饭，这样等她回家时，我们就可以一起吃晚饭了。对于母亲，我心怀感激与敬佩。首先，非常感谢她教会我做饭，这成了我一项不断精进的技能，并能当作爱好维持至今。其次，我也很钦佩她的决心与毅力，能在抚养三个男孩的同时攻读硕士学位。

高中时，我认识了黛比。我俩坠入爱河，如胶似漆，每晚都要花几个小时煲电话粥。黛比身高约一米六，有一双蓝绿色的大眼睛，闪亮的棕色长发倾泻而下垂到腰间。她和父母住在格林威治村，离华盛顿广场只有几步之遥。在当时，华盛顿广场被称为纽约民俗音乐的户外中心，向所有公众开放，人们可以随时随地去闲逛，听现场民乐。

然而，黛比显然来自更高的社会阶层：在东10街110号有栋四层小楼，其中一层的三套公寓全是她们家的——一套给父母住，一套给黛比和她的哥哥住，一套给家庭厨师住。大楼拐角处还设有高档食品店和熟食店。2021年，也就是50年后的今天，这栋建筑中仅一套公寓的租金就令人咋舌，每月高达1.15万—1.6万美元。

令我母亲很无奈的是，黛比父母认定了我是他们的女婿。他们觉得，我俩非常般配。对黛比来说，我是个不错的丈夫；反过来，他们家庭完整，弥补了我丢失已久的归属感。在耶鲁大学时，几乎每个周末，我都会坐火车从纽黑文到纽约，去黛比家找她。当然，我没有跟母亲说起过，因为她一定不同意。黛比的哥哥很少在家，我们俩就独自享用着公寓。早上，黛比的母亲会端来鲜榨橙汁，放到我们床边，这种感觉既神奇又美妙。

但是，这些举止太刻意了，好似在说："我们这么照顾你，你可不能当负心汉。日后，必须娶我们的女儿！"甚至在大学毕业前，他们就催着我结婚。有一次，黛比和她母亲外出购物时，发现了一枚号称"完美的订婚戒指"，她让她的父亲借给我500美元购买。当时，我在纽黑文，根本不知道戒指长啥样，稀里糊涂地就被安排了。举行婚礼时，在第五大道一号酒店，当我穿过玛丽·安托瓦内特舞厅的走廊，默默对自己说："我不想结。我能逃婚吗？"在耶鲁大学读大三的时候，我就和黛比结婚了。但不久，就在婚后四个月，我鼓足勇气，跟她提了分手。我俩还没领结婚证，可以取消婚约。黛比是个很疯癫的人。我记得，我把公寓的墙面粉刷成了粉红色和橙色，也将地板亲自打磨修整了一遍，但有一天，她突然撒泼似的躺在地板上，指控我谋杀她。当然，和不少夫妻一样，分手后，我俩也痛不欲生。

上大学时，我跟随母亲搬了家，来到哈莱姆区的一栋公寓楼，名为河景大楼。这栋楼比阿姆斯特丹的房子稍好些，但仍位于贫民窟，危机四伏。大楼四周，散布着许多旧公寓，还有几处波多黎各超市。曾经，这里有一颗子弹穿过我母亲公寓的卧室窗户，依角度来看，是从街道上射到19楼的。

我母亲有一个朋友，名叫埃莉诺，是美国陆军的心理学家。她俩都是美国心理协会的成员，我母亲在那儿当财务主管，一次机缘巧合下两人相遇。然而，埃莉诺没结过婚，也没家人，去世前将遗产全留给了我母亲。母亲拿着这笔钱，在林肯大厦买了套公寓，离我长大的阿姆斯特丹住宅不远，相距只有几个街区。近年来，房地产价格飙升，可见这项投资十分明智。母亲去世后，根据遗嘱，将公寓售出，所得款平分给了我们三兄弟。这样一来，我们每人都有了一笔不菲的收入。我有两个女儿，我哥哥埃里克有个儿子丹尼尔，母亲也给他们三人留了一笔钱。拿到遗产后，我把一部分作为启动基金，投资了心理学实践。剩余的钱，为保财务安全，则存入了银行。身为单亲家长，我母亲吃了很多的苦，对此我心怀感恩。但多年来，每每回想起过往，我脑海中浮现更多的是"自食其力"，几乎没有父母的支持和指导，所有的事情只能靠自己。事实上，可以说我是自己长大的。

2. 魁北克省圣阿加特德蒙

(1946—1964)

我的外祖父叫约翰·克里斯托弗·梅尔。在我看来，他可谓是家族中的精神领袖。他住在蒙特利尔，是个名不见经传的裁缝，但却有着先见之明，在城市以北70英里的劳伦琴山脉，购买了150英亩的土地。土地上立着一间村舍，但不通水电；还有个相当大的湖，我在那儿学会了游泳、钓鱼和划船。在地图上，这个湖名为"博尚湖"，意为"美丽的田野之湖"。距离此地9英里，有一处热门的避暑胜地——圣阿加特，那儿有个更大的湖，很多人都去划船，还有的去放风筝。我敢肯定，外祖父将这间村舍当成了避暑之地，留给他的两个女儿和外孙们。

事实上，连续18个夏天，我都来这儿避暑。与"地狱厨房"的混凝土丛林形成鲜明对比，这里风景宜人，使我也从痛苦的童年时光中得到了短暂放松。我母亲是学校的一名心理师，暑假尾声正值劳动节前后，每逢这时，她都要从蒙特利尔返回纽约。坐在火车上，她肉眼可见地十分沮丧和抑郁。同样地，我也觉得纽约暗无天日、压抑人心，不愿回去。而在乡下的话，就是另一番光景了——我们纵情山野，心旷神怡，切身感受着大自然带来的治愈力量。

外祖父的这间村舍很普通，楼下有两间卧室、一个带柴炉的厨房和一个开放式餐厅连同客厅，还有一个室内浴室。在通水管之前，我们上的是旱厕，洗澡需要打溪水，舀在壶里加热，再倒到镀锌浴缸里。一楼的墙壁覆以多节的榫槽松木板，雄伟壮观，自然气息呼之欲出。一楼和二楼由楼梯连通，楼上是开放式的，用窗帘隔成了一个个小隔间，当成孩子们的卧室。楼上还有两间完工的卧室：一间是我外祖父在我外祖母去世后使用的，另一间是我姨妈希尔达和姨父阿方斯使用的。在一楼的起居室里，有一个烧木头的大肚子火炉，每天早上，即使在七八月份，我们也要生炉子御寒，烧完的灰烬就倒进旱厕坑里。在我很小的时候，我就在乡下学会了循环利用水资源。

外祖父是一位自然主义者，遵奉约翰·缪尔和亨利·大卫·梭罗的理念。梭罗喜欢亲近自然，曾在马萨诸塞州康科德的瓦尔登湖畔，建造了一个小木屋栖居，后来，他将这段生活感悟写在了著作《瓦尔登湖》（*Walden*）中。外祖父教会了我很多趣事，比如采摘蘑菇和野生蓝莓，用树上的云杉胶修补东西，以及放长线去钓虹鳟鱼。他还有个菜园，种着各式各样的蔬菜：胡萝卜、豌豆、四季豆、莴苣、西兰花等，收成很好。每到晚饭时，我们都去采一些回来吃。有时我会拔一根胡萝卜，在小溪里洗干净当场吃掉，那种美味真是绝无仅有。长大后，我就去拔大的有机胡萝卜，榨成胡萝卜汁喝。此外，还有一棵苹果树，结出来的苹果酸甜可口。当我很小的时候，就在乡下学会了"自给自足"和"东拼西凑"。

天还没亮，外祖父就划着自制的皮划艇去往湖心，抛出长线钓鱼。当然，诱饵上系了苍蝇——这都是他自己收集来的，五颜六色，令人惊叹不已。他还有一叶独木舟，用桦树皮做的，每当漏水时，就用云杉胶补上。对我和哥哥马克来说，这叶独木舟简直就是夏日救星。直至外祖父去世后，我们把财产都变卖掉了，却还是留下了独木舟，把它带回纽约。作为纪念，马克把它挂在了公寓中的地下室。

此外，在乡下，我还交到了一个好朋友——丹尼尔。他一年到头和母亲、姐姐同住，离我家只有一英里远，穿过一条砾石路就到了。在他很小的时候，父亲就去世了，家里一贫如洗。他和我同龄，但只会说法语，因此交流时，要么我说着蹩脚的法语，要么他说着蹩脚的英语，并夹杂些手势来辅助理解。每逢夏天去乡下住，我俩都要畅玩好几个小时。我们会把独木舟举过头顶，穿过树林，寻找长满睡莲叶子的池塘，进行划船探险。整个夏天，哪怕在那条砾石路上，我们也光着脚丫。我们曾用24块木材制作高跷，踩着走回家。丹尼尔有一把5.56毫米口径的步枪，拿易拉罐当靶子，带我玩射击。我也有一套弓箭，用稻草包做靶子，进行射击。我们幻想自己是印第安人，探索了许多野外生存技能。

每年夏天，在去乡下的途中，我们都要找一位老妇人莱索，让她给看看手相。她只会说法语，每次来总默默观察着母亲掌心的纹路，还有留在杯底的茶叶。她女儿成年了，会英语，便把她母亲的解读翻译给我们听。说的时候，莱索夫人深深地凝望着我母亲的眼睛，好像眼底能泄露出什么天机。但我感觉，她们是在故弄玄虚，明知道是蒙人的，却装神弄鬼。拜访结束后，趁人不注意，我母亲会塞给她一些钱作为酬劳。

每天晚上，吃完饭打扫完厨房，我们都会去散步，一行人有我的母亲、我的姨妈希尔达、我们兄弟几个再加上表妹们。我们边走边吃，嘴里嚼着糖和巧克力。我最喜欢的糖是吉百利的水果坚果巧克力棒。一路上，沿着砾石路，我们给旁边的自然景观都起了名字：斜岩池、白桦路、沙丘……太阳落山时，气温明显下降，我们每人都走向门边，从挂钩上取下一件衬衫。这些衬衫样式出奇的一致，都是旧格子法兰绒的，有的可能上面已经落了灰，带有烧木头的炉子的烟熏味。散完步回家，我们坐在餐桌旁，在煤油灯下玩棋盘游戏。毕竟，那个年代没有广播、电视或其他娱乐形式。我记得我们一起玩过拼字游戏、大富翁、滑道梯子棋、巴棋戏和各种纸牌。

14岁时，我在路易斯夏令营找到一份培训顾问的暑期工作，这儿专门收留蒙特利尔的贫民窟男孩。该地沿岸是一连串的湖泊，距我所在的波尚湖大约10英里。在那之后，我又被邀请回来，干了三个夏天。其间，我晋升为营房主任（一个营房住8个男孩），然后是营区主任，负责三个营房。令我永生难忘的是，有个营区主任叫安迪，他会弹班卓琴，琴声明快悠扬。至今，一闻声，我便知是此琴。

然而事实上，我的好朋友是另一个营区主任，来自希腊，名叫埃利亚斯。每当下午休息时，我们都会划着独木舟，在一片连着一片的广阔湖面上穿行。该处湖水连绵相依，很容易让人迷失，找不到返回的路。但是，中途我们总会驻足，因为那儿有一座小岛，重岩叠嶂，峭壁林立。测试了水的深度后，我们一跃而下，潜入水中，小心翼翼地越潜越深，避开突出的礁石。我们随身带着一小罐白色油漆，用来标记每次的潜水深度。渐渐地，虽然旅途险阻，但我们胆子越来越大，自信心也大幅提升。每当发现了某个新奇之处，不论壁架多高、湖水多深，我们都敢于直冲向前。我敢说，直到30到40英尺[1]处，我们才停下来。每次跳跃入水，简直心惊肉跳，令人亢奋无比！

路易斯夏令营有一个印第安人荣誉协会，名为卢卡姆斯。要想加入该协会，必须征得现有成员——也就是营员和辅导员的同意。他们的评判标准是：诚实、公正、善良、友爱、乐于助人。夏令营为期一个月，每次开营都有固定的入会日期。午饭前，所有人围着站成一圈，幻想着谁会被选中。突然，一大群成员从躲藏处奔出来，头戴羽毛头饰，身穿印第安服装，一边绕着圈小跑，一边大声怪叫，紧接着把选定者逐个推到中央。之后，是为期四天的入会

1　1英尺＝30.48厘米。——编者注

仪式，选定者要独自在森林里待一个晚上，只携带一根火柴用来点火取暖。

入会那天，我仍记忆犹新，感觉像是得到了认可，关乎自尊、品格与身份。我不仅是一个人，也是公民和自然守护者。一旦入会，人们可以雕刻一套专属珠子戴在手腕上，以示成员象征。珠子共有三颗，分别涂有黄色、红色和蓝色，由皮革挂绳拴在一起。制作一套经久不衰的珠子极为严苛，必须一丝不苟，因此我竭尽全力，把自己这套做得尽善尽美。在我入会后的第二个夏天，弟弟马克也入会了，对此我感到万分自豪，也卸下了没有把他带进来的负罪感。

现在，我住在佛蒙特州，身心健康，皆归功于童年在乡下度过的一个个夏天。那时，我与大自然融为一体，汲取安慰与希望，一扫纽约的创伤和阴霾。科学现已证实，大自然拥有着神奇的治愈力量，可以医好各种疾病，包括焦虑和抑郁。当我在讲习班中宣讲心理健康课程时，面对心理治疗师、教育者和其他专业人士，我总会问："你们喜欢去哪里度假？"答案不约而同："山、沙滩、海洋或湖泊。"我接着问："它们有什么吸引了你？"得到的回复是"平和、沉静和疗愈"。但此外，还有一个原因，几乎无人提及，那就是当处于大自然的穹顶之下，我们会顿觉自身如此渺小，自此，敬畏之情油然而生。山脉、湖泊和海洋，在人类出现前就已经存在了，而在我们消亡后，它们还会在这里。换句话说，人们接受大自然的洗礼，完成心境的转变。在广袤无垠的生命旷野中，人类的烦忧不过是沧海一粟，渺若尘埃。

3. 康涅狄格州纽黑文

（1964—1968）

从踏进耶鲁大学的那一刻起，我就知道自己来到了一个新大陆。生活在这里的学生非富即贵，令我大开眼界。虽然也有像我一样拿奖学金的，但大多并不穷困，而是来自有钱人家。他们因家庭背景的优势，比如校友子女、教职工子女或其他特殊关系，而被世袭录取到本校。我记得，有个同学说自己是第13代耶鲁人，也就是他家已经世袭了13代！

作为财富的象征，许多学生身穿昂贵的蓝色运动服和哈里斯牌的粗花呢夹克。有的开跑车上学校，还有的骑宝马摩托车——黑色摩托车身夹带白色细条纹，十分耀眼。那时，我经常梦想将来自己也能拥有一辆宝马车。32年后，我终于如愿以偿，拿下了第一辆宝马旅行车，后来又陆续有了三辆。目前，我的通勤工具是宝马自行车，个性独特，并配有刹车防抱死系统、巡航控制、加热座椅、加热手柄和专有的水平对置双缸发动机，堪称现代技术的奇迹，行驶时能拉到130马力，从0加速到60英里只需4.2秒，这种刺激感总是使我感到畅快淋漓。此外，我也早就有了蓝色运动服和哈里斯牌的粗花呢夹克，来搭配蓝色牛仔裤穿。

上学那会儿，我们住在新生公寓。公寓楼分为好几个单元，每套房有两间卧室和一间客厅，四名学生合住。我所在的房间是为数不多的双人合住屋，室友安东尼来自新泽西州，他患有糖尿病，每天早上都要给腿部注射胰岛素，动作娴熟平静，令我十分佩服。每栋单元楼设有一名常驻顾问，通常是研究生，负责实时处理学生冲突或提供学术指导。

学校共有1000名新生，在茫茫人海中，我觉得自己渺小又孤独。由于经济拮据，我还去了新生食堂勤工俭学，学校称之为"助学金工作"。食堂很大，我在后厨负责倒橙汁和收拾餐桌。其实这有点尴尬，我就像是卑微的仆人，为那些尊贵的学生服务。于是，我便向常驻顾问倾诉，他建议我申请一笔助学贷款，正好等同勤工俭学的收入，这样就可以解决经济难题了。我把这个决定告诉了餐厅经理，他表示知道食堂工作不太体面，所以也非常理解与支持我。

辞去食堂工作后，我腾出了一些时间，得以投入学术研究，同时进行校田径队的训练。但事情还是太多了，忙得我焦头烂额。每到晚上，当我打算学习时，总会趴在图书馆的桌子上睡着。

慢慢地，两年过后，我才终于找到自己的节奏。在耶鲁，学生大都十分聪慧，高中就读于新英格兰私立高中，如安多弗、霍奇基斯，因此学习与考试能力超群。而我，来自普通高中，在小地方曾是个佼佼者，但来到这里，群英荟萃，便显得黯淡无光了。好在到了第二年年底，我成功赶超，在班级名列前茅，因此荣获了校长奖学金，并被评为优秀学生。

关于专业问题，我原本打算在著名的艺术与建筑学院主修建筑学，但听了讲授迈克·卡恩的人格与社会心理学后，大为震撼，便转修心理学。许多年后，我成了一名临床心理学家。有缘的是，后来，我为一名实习生提供辅导时，发现她手里拿着一本书，作者正是迈克·卡恩。

谈及耶鲁大学，其历史悠久，可以追溯到1638年。当时，500名逃离英国迫害的清教徒来到纽黑文，建立起殖民地。为教育民众，他们的宗教领袖约翰·达文波特呼吁神权政治并成立了耶鲁大学。耶鲁大学成立于1701年，最初只招录男学生，我入学那年，依旧如此。学校环境庄严正式，在食堂就餐需要穿外套打领带。为满足着装要求，我喜欢打色彩鲜艳的宽丝绸领带，由此掀起了一股复古领带的热潮。我还搞起了领带批发，在复古商店花几分钱购入，再倒卖给大学同学。这是对形式主义的"恶搞"，也是我年轻时反独裁主义的表现。

1968年，就在我毕业后，耶鲁大学开始实行男女同校，我只能无缘错过。在我上学期间，因为潜意识里不信任男人，而且还是个穷学生，便显得格格不入。所以，几乎每个周末，我都会去找当时的高中女友。她住在格林威治村，路途波折，需要从纽黑文坐火车抵达曼哈顿的佩恩站，再转地铁到西四街站，下车后需要走一小段路，才能看见她家。

有几次，在去的路上，我搭乘了同学的跑车，坐在副驾驶上，感觉妙极了。这名同学名叫安迪，来自曼哈顿的上东区。这是个远近闻名的高档生活区，房价昂贵，还设有门卫。安迪开着敞篷名爵跑车，自然也来自有钱人家。坐在豪车上，奔驰驶过梅里特公园大道，清爽的风迎面袭来，令我至今难忘。当然，虽是搭便车，可我也分担了油费和过路费，安迪敷衍地把我送到他家附近的地铁站，我再乘火车去格林威治村。返校时，我不记得与他同行过，大多是在周一早上独自乘火车回来。

由于我在大学感到格格不入，而且在校园里待的时间很少，所以只交到一两个挚友。其中一个是罗恩，他是墨西哥裔美国人，从华盛顿来到耶鲁大学，主修建筑学。他也靠奖学金维持生计，如同我的知音。他的父亲是个政府官员，常告诫他说，在官场生存就得"快点儿走，带上文件，别被人发现"。可见，官场腐败有多严重，我们俩发誓永远也不会从政。1968年，本科毕业后，罗恩继续留校攻读本专业，继而获得了硕士学位。之后，他搬到旧金山，成了一名建筑师兼城市规划师，同时也在旧金山城市学院任教。我们一直保持联系，直至他患了脑癌，在顽强斗争8个月后，于2013年不幸离世。而我的祖父母、父母、一个兄弟、姨妈、姨夫和发小雷蒙德也都辞世了。我开始意识到，人生就是一个不断失去的过程。但是，如前面所说，每段关系都有各自的目的，当目的达到了，缘分圆满了，就坦然随它去吧。这样，我们就可以缓解失去的痛苦。

　　说到社交生活，耶鲁会举办周末联谊会，对象是瓦萨女子学院和史密斯女子学院的学生，她们乘坐大巴车来到聚会现场。在乐队的激情演奏中，大家一瓶接着一瓶地狂灌啤酒，神魂颠倒，挥霍纵欲。在台上，乐队指挥还强奸了一名醉酒女学生，看到这番景象，我简直惊掉了下巴，失望至极，之后便不再参加。

暑期，为了挣钱，我做了油漆工。出于某种原因，也许是个子高且手臂长，我擅长粉刷，能涂满室内外的整个墙面。我也有点完美主义，所以工作做得既快又好。有一年夏天，我还做了全职电工助手，干的活有：装卸机械卡车、拖运电缆线轴、为在建房屋的电路钻孔、安装出线盒，并在需要额外照明或电路升级时拉电线。我用的电钻非常重，得有25磅，这还没计入36英寸长的木钻头的重量。此外，我还学会了如何修理灯具等电器，并得到了一套电工的手工工具。为新建房屋出力的还有其他人，包括水管工、暖气与空调安装工以及瓦泥工。瓦泥工是石膏板专家，每当工作时，都要踩着高跷去触碰天花板，在所有接缝和螺钉处涂三次粘胶，每次至少间隔24小时，充分干燥后石膏板就成型了。

暑期工作过程中，我学到了许多实用的技能，而这些也都在日后派上了用场。多年后，我住在佛蒙特州时，就靠自己动手，翻新改造了6套房子，虽然投入不少物力和劳力，但也取得了巨大的经济效益。我利用这些钱供两个女儿上了大学，并打造了现在的家——配有41扇窗户的太阳能住宅，东临佛蒙特州最高的山曼斯菲尔德山，西望阿迪朗达克山脉，风景优美，视野开阔，可以俯瞰整个自然保护区。

此外，掌握这些技能后，我的自尊心大幅提升，这对创伤康复大有裨益。要想树立自尊，有两种渠道：一是在童年受到看护者的精心照顾；二是获得成就感、经历成功，以及拥有控制能力（如解决问题和掌握新技能）。我小时候没有得到太多关怀，但好在学到了技能，因此重拾信心，进而体验到了成功的滋味。此外，我还进行体育锻炼，体能良好，由此信心倍增。一项关于创伤的新研究发现，创伤后应激障碍的常见症状是精神分裂，为逃避痛苦，人们会选择精神出窍，让思维逃离自己的躯体，进入另一个世界。在《身体从未忘记：心理创伤疗愈中的大脑、心智和身体》(*The Body Keeps the Score: Brain, Mind and Body in the Healing of Trauma*，2014）一书中，精神病学家贝塞尔·范德考克认为，创伤发生后，尽管人们很想遗忘，但身体却留下了记忆，因此应该学着适应自己的身体，这也是康复的一部分。毫无疑问，我获取的体育成就和实用技能，都对创伤恢复起了重要作用。

耶鲁大学为我提供了卓越的素质教育，有很多在各领域鼎鼎有名的教授，比如人类学教授玛格丽特·米德和艺术史教授文森特·斯考利，都令我印象深刻。大四时，我与人合著了一篇论文，主题是心理学研究，发表在同行评审的《人格与社会心理学》期刊上。这项研究给予了我必须的学分，使我后来的博士课程缩短了一年。然而，从社交角度来看，鉴于我的创伤史，耶鲁大学可能不是我的最佳选择。校园里都是男性，又大多来自上层社会，令我很不自在。如果当时能实行男女同校，可能会好很多，我的大学生活也许会别有洞天。

4. 魁北克省蒙特利尔

(1968—1969)

我读大四时，正值越南战争期间。为征召更多的年轻人参军，美国政府实行抽签征兵制，规定所有学生不能延期入伍。因此，学生们想方设法来逃避，其中一种方法就是：要是被抽中的话，伪造体检不合格。比如，在体检的前夜，有个同学一口气吞下了40个鸡蛋的蛋白，以此希望尿检时测出酒精中毒，显然他的计谋得逞了，最终没有通过体检，并被免除了兵役。还有一种方法是：离开美国，移民到加拿大，这样做的学生也不少。因此，到最后，正式参军的只有少数人，梦想着能被分到部队办公室工作。

当我被抽中时，我通过了体检，将要服兵役。但我是个和平主义者，出于道义，便申请充当拒服兵役者，尽管这很难申请，但最终还是通过了。这样一来，按照要求，我就得前往其他部门，服民役两年。然而，离正式入伍还有很长时间，我便申请了加拿大蒙特利尔的麦吉尔大学，跳过硕士学位，直接攻读临床心理学博士学位，最终我被顺利录取。蒙特利尔是我父母的故乡，他们在那儿出生和长大，我小时候也在那儿待过，因此非常熟悉。再次回来，我成了加拿大的落地移民，也就是获得了永久居留权。1968年，我开始了读博生涯。

读博第一年，我在米尔顿街125号租了间公寓，离学校只有几步之遥。博士项目设在生物科学大楼，我的心理学导师叫马塞尔，他的生活只有两点一线，从家到学校，每天开车驶离小区的地下车库，再停到学校生物科学大楼的地下停车场。他几乎不外出，整天都待在室内。我心想："这不是我想要的生活方式。"

来读博之前，我遇到了南希。当时，我还在耶鲁读大四，自己独立做课题研究，不需要住学校宿舍，便去了校外住。我住的地方在布朗克斯区，旁边就是霍桑区，那儿有所寄宿治疗学校，面向纽约弱势儿童，空闲时间我就去那儿兼职做顾问，恰好南希也在那儿做顾问。南希的职业是小学教师，与我渐生情愫，成了男女朋友，后来就搬来和我同住。大学毕业后，我俩在1968年结了婚，婚礼在纽约珠江的户外举行，地点是哈德逊河新泽西这边的豪华社区。不幸的是，当年我收到了博士录取通知，准备离开美国，时间非常仓促，没有考虑清楚就草率结了婚。

南希的父母很有钱，但关系不正常，剑拔弩张，一触即发。最终，她的母亲交往了一个住院治疗中心的老板，从纽约搬到了迈阿密。为了搬家，我也出了一份力，开着她的敞篷福特野马帮忙运东西。但倒霉的是，途经佐治亚州时，我被开了张超速罚单。实际上，涉案路段是沿着东海岸穿过南部各州的95号州际公路，根本还未完工，监控显示，限速60英里/小时，而我只超了几英里。没办法，我只好跟着警车来到当地法官的家。为不被拘留，我支付了罚款。法官家的停车场停满了州外的汽车，司机都是因超速被抓的，怒容满面，愤愤不平。显然，超速只是个幌子，当地政府想要借此敛财罢了。

由于申请了拒服兵役，我必须在蒙特利尔的麦吉尔待上几天，接受当地征兵委员会的面审。蒙特利尔路途遥远，单程就有385英里，南希的父亲便把他的凯迪拉克借给我开。我晚上开车，以平均时速90英里，选择了阿迪朗达克北道。这是个新路段，位于纽约州高速公路奥尔巴尼和加拿大边境之间，花了4个半小时抵达。在晚上驾驶凯迪拉克十分梦幻，就像躺在客厅沙发上遨游外太空。但是，以接近100英里／小时的速度行驶，容不得丝毫疏忽，一旦偏离车道，就很容易车毁人亡。所幸，我安全抵达，出席了征兵委员会的面审。

拒服兵役者是指基于道德或宗教原则而反对服兵役或携带武器的人。申请者必须来到当地征兵委员会，当面陈述自己的信仰，同时提供书面佐证材料或携带证人。书面材料必须写明信仰的原因、过程和对生活方式的影响，我按照要求全部罗列了出来，至今仍保存着。

当时我22岁，作为一个男人，要证明自己反对战争和征兵，并提供材料和证人，这极具挑战。尽管如此，我还是从容应对，回答了面审问题。以下是两个示例和我的回答。

问题一：作为申请依据，你的信仰是什么？这份信仰是你做事的最高准则吗？为了坚守奉行，必须放弃作为公民的义务吗？

我的回答是：我不认为任何信仰能够超越生命，成为至高无上的存在。人的生命无价，最为尊贵，是一切行为的最高准则，而非那些让我杀人的命令。在我看来，不论是以个人还是团体形式进行杀戮，这样的指令都是错误的，因为它无视并践踏了生命的价值。所以，出于道义，我拒绝参战。对此，我内心非常坚定，也不受任何军事职位的诱惑，毕竟我不能一边宣扬道义一边鼓吹参战。站在道德和伦理的角度，我不应残害生命，不能昧着良心去协助美国政府发动战争。但是，我会把自己的智慧、理解和同情心投入别处，助力挖掘人类潜力，从而建设出更美好的人类社会。

问题二：在什么情况下，你会支持使用武力？

我的回答是："力"通常被定义为"对某人或某物施加的约束或抵抗"。但是，我想区分下"武力"和"暴力"，后者指的是使用武力时带有敌意，我在任何情况下都反对暴力。然而，武力却是可以的。

如果有人对我、我的家人或其他人造成身体伤害，我就会使用武力，但不会无故滥用，一定事出有因，只在救死扶危时用来约束他人。不论过去、现在还是将来，必要时，我都会使用武力救人。比如，如果有人溺水了，即使他放弃求生，本能地拒绝帮助，我也会尽力营救。对于威胁到他人的无生命物体，我也会奋力抵抗，比如一辆汽车即将撞上某人，我会舍命地拦下车，或者将人推向路边，使其幸免于难。

面审过程极为痛苦，令我如坐针毡。因为住在加拿大，我感觉自己像个外籍人士，如果这次申请不通过，原本的美国公民身份和整个未来也可能都化为泡沫。此外，我认为美国涉足越南战争有违道德和法律，就会给人带去创伤。实时晚间新闻几乎全在播报战况，布满血腥和暴力，死亡人员持续上升。

根据个人的具体信仰，拒服兵役者分为两种类型：一是反对以任何形式服役的人，他们将被派到为国家利益服务的文职部门。二是接受以非战斗身份服役的人，他们将被派到不涉及战斗或武器的军事领域。我父亲就是第二种类型，他在第二次世界大战期间担任军医，支援美国军队。

和入伍者一样，拒服兵役者也必须服满期限，大多数情况下，服役期为两年。我通过了征兵委员会的审议，计划从加拿大返回美国，开始为期两年的替代服役生涯。服役对象遍布各个州，主要是非营利组织，如救世军和亲善服务。当然，只要有助于国家卫生、安全和利益，也会有其他类型的工作，如注重环保、关爱老幼、促进教育和医疗保健等方面。

之前，我提过天使关系理论，它非常有效。比如，南希的母亲搬到了迈阿密，她的新伴侣在那儿有个住院治疗中心，便介绍我去工作。利用心理学技能，我完全可以胜任。治疗中心里的很多孩子都是孤儿，由国家抚养，还有的是现役军人家属。关于治疗中心的故事将在下一章详细展开。

5. 佛罗里达州迈阿密

(1969—1970)

　　我在蒙特利尔的麦吉尔大学攻读临床心理学博士学位，第一年结束后，征得纽约征兵委员会的同意，和南希搬到了佛罗里达州，开始服役。服役地点在蒙塔纳里住院治疗中心，我负责担任住院主管。

　　蒙特利尔的冬天冷冽晦暗，而这里却迥然不同，十分宜居。茂盛的植被和芳香的金银花令人沉醉，充足的阳光和温暖的热带气息扑面而来，高大的椰子树随处可见，仙人掌也种类繁多，加上沙滩和咸咸的海风，好似一座人间天堂。

　　我所在的治疗中心位于迈阿密郊区的海厄利亚，包含很多间集体宿舍。但我想住在海边，就在比斯坎湾找了一间出租屋。在那儿，我可以沿着沙滩跑步，还可以在海里游泳。距治疗中心最近的城镇是椰树林，这里很时髦，经常举办多彩的户外节日，还设有美术馆和民族餐馆，因此我品尝到了各种各样的古巴美食，包括红豆腊肠炖饭、油炸糖渍芭蕉。

我每天开车去上班，穿过环形高速公路，大约耗时20分钟。治疗中心有一栋专门的行政楼，我就在这栋楼里办公，担任住院主管。此外，还有大约8栋房子，由舍监日夜轮流值班。教育问题由教育主任负责，而我则负责管理工作人员和孩子们的住宿生活。这些孩子大多是不良少年，自幼在家乡受到虐待或忽视，因而极度愤世嫉俗，不仅攻击性强，还会自残。就这样，我去了无数次当地医院的急诊室。可是，为修复童年创伤，这些孩子只能求助于治疗中心，别无他法。

在我上班的第一天，一群青少年拉帮结派，像群小混混似的来挑衅我。混混头子质问我："你是谁？来干什么的？"我知道这是想试探我。因此，我必须震慑住他们，树立起住宿主管的威严，否则后患无穷。我保持冷静，饶有兴致地看着混混头子，设法和他成为朋友并获取信任。当他转向同伴说"他是个很酷的好人"时，我长舒了一口气。

有些工作人员也试探过我，尤其是那些经验丰富的舍监，他们认为我年轻鲁莽，胜任不了主管的职位。确实，除了做过夏令营的营区主任，我没有太多主管经验，所以花了好长时间才赢得他们的认可和支持。成为并肩作战的同事后，每当遇到工资和福利问题，我都会代表他们出面，义正辞严地向行政部门询问，尤其是负责人。

许多没有孩子的夫妻会养只宠物，并把它当作孩子来对待。在某些情况下，养只宠物，比如小狗，能教会他们共担为人父母的责任，使其养育好襁褓中的新生命。因此，我和南希也在佛罗里达养了只爱尔兰塞特犬，给它取名为肖恩。像许多夫妇一样，我们将肖恩视如己出。小时候，我在阿姆斯特丹长大，那儿的房子里不允许养猫狗，所以除了一只长尾小鹦鹉和几条金鱼，我没有任何养宠物的经验。我们俩真的不知道如何训练肖恩，它在给我们带来快乐的同时，也没少折磨我们。爱尔兰塞特犬是高能猎犬，喜欢奔跑，我便带它去沙滩跑步。但这远远不够，它的精力没有完全释放出来，总在家里急得咬鞋子和家具。唯一的办法是，我偶尔沿着沙滩开车，它跟在旁边狂追，累到再也跑不动便作罢，这样它就能消停一整天。

来到迈阿密后，我买了人生中的首辆新车，是1969年产的大众甲壳虫，米色车身，配有四速手动挡、木制方向盘和天窗。在那个年代，大功率汽车发动机普遍高达450马力，如福特野马、雪佛兰科迈罗和庞蒂亚克火鸟。然而，我这辆甲壳虫只有53马力，可我还是把它当作跑车来开，好在它时速够高，预计32英里/加仑[1]，汽油价格平均23美分/加仑。当年，我花了1799美元买下这辆车。

那时，对于汽车，每行驶2000英里就得换一次机油，5000英里就得调整气门、更换新的火花塞、制动转子和分电器盖。我不会修汽车，但想学着如何保养。提到这里，我要感谢生命中的一个天使——迈克·坎贝尔。他在蒙塔纳里住院治疗中心经营一家汽车维修店，并提供美工项目。他带着我去了西尔斯百货商店，买了套扳手、塞尺和其他维修工具，还手把手地教我如何更换机油、调整发动机，以及如何保持汽车良好运行。

除了他之外，还有个天使叫凯伦。她是一位单身女性，和我同龄，在治疗中心做舍监，常值白班。值白班的舍监也可以住在这里，所以我经常见到她。虽然我和南希结婚了，但凯伦就像我的红颜知己，直至50年后的今天，仍是我的至亲好友。后来，凯伦离开佛罗里达，搭乘了一对热心夫妇的车，来到加利福尼亚的洛杉矶，开始了新的生活。

1　1加仑＝3.78升——编者注

第三个天使是内多夫夫妇。索尔·内多夫是我在旧金山时的朋友，职业为培训分析师，和妻子安妮·玛丽相伴一生，没有孩子。后来，在我的引荐下，他们收养了凯伦做女儿。因此，在遗嘱中，他们指定凯伦为继承人。同时，他们待我如亲生儿子一般，从这层意义上讲，凯伦就好比是我的妹妹。我和内多夫夫妇的天使关系，详情请参见第六章。

6. 加利福尼亚州旧金山

(1970—1971)

作为临床心理学博士，却在迈阿密服役了整整一年，我觉得确实有点浪费时间。虽然服役项目属于心理学范畴，能够锤炼专业本领，但我也希望它可以作为一次实习，纳入博士学分。这时，有个机会从天而降，完美地兼顾了两者，既是服役项目还属于美国心理学会批准的博士前实习项目。地点是加利福利州的旧金山，在那儿的锡安山医院精神病学系实习，为期一年。我暗自拍手叫好："这简直是绝配！"正常情况下，经美国心理学会批准，读博的最后一年才安排实习，而我只读完了博一，并不具备实习资格。尽管如此，我还是决定申请试试，和数百名申请者共同争夺仅有的三个职位。激动人心的是，我被录取了，将于1970年9月开始实习。

但有个问题，我发现，由于之前在佛罗里达州服役，我处于佛罗里达州征兵委员会的管辖之下，而不是最初所在的纽约征兵委员会。而此时，佛罗里达州征兵委员会不肯放我离开，我万分震惊和沮丧。当两地都符合政府要求时，我就有权更换服役项目，于是便提出上诉。我花了几个月处理，最终胜诉，但在此期间，却错过了锡安山医院9月份的入职。我该怎么办？我和医院的实习主任定期联系，清楚地记得他的名字：唐·克里格特博士。令人惊讶的是，克里格特博士提出将我的录取日期推迟到次年9月，差不多一年后。这样，我就有足够的时间和佛罗里达州征兵委员会周旋。我断定，克里格特博士是我生命中的另一个天使。

但很不幸，我最近得知，他于2017年去世了。他的讣告称他在纽约布鲁克林长大，在纽约大学获得心理学博士学位，1965年搬到旧金山，加入了锡安山医院的动态精神分析中心（正是我将要实习的地方），在那里度过了33年的愉快时光，教导培训了无数心理学实习生。

我和南希开着大众甲壳虫离开了迈阿密，车上载着所有家当，包括爱尔兰塞特犬肖恩。我们一路向北，驱车1800英里到达纽约看望家人，然后向西前行3000英里抵达旧金山。

刚下车，在旧金山市中心的范尼斯大道上，就有两个男人边走边公然吸食大麻。看到这一幕，我目瞪口呆。和多年前到达耶鲁时一样，我感觉自己打开了新世界的大门。迈阿密是个保守的共和党主导州，而旧金山则是激进的民主党主导州。在1968年，人们就可以公开吸食大麻，这简直令人震惊。

锡安山医院位于迪维萨德罗街，于是我和南希在卡斯特罗谷区租了套公寓，开车15分钟就能到。和纽约一样，旧金山人口稠密，大部分地区都存在危险和犯罪隐患。例如，一名精神病院的医生把车停在附近小巷，走向医院时，遭到了抢劫。由于童年阴影，我习惯保持警惕，随时观察四周的潜在威胁。

锡安山医院医疗中心是一座培训基地，精神健康项目设在精神病学系。我在那开始了为期一年的实习。那时，这里共有十几个住院医师，几个临床社会工作实习生和三个博士前临床心理学实习生。除了我，另外两个心理学实习生是哈里特·勒纳和史蒂夫。哈丽特写了很多书，包括《恐惧之舞》(*The Dance of Fear*)、《亲密之舞》(*The Dance of Intimacy*)、《愤怒之舞》(*The Dance of Anger*)。有趣的是，我也用舞蹈作比喻，独立撰写了一些关于焦虑的书，第一本书要比哈里特的早出版十多年，名为《与恐惧共舞》(*Dancing With Fear*)。史蒂夫是个业余音乐家，用纸质鸡蛋盒当隔音板，建造了间录音棚。后来，他们俩去了堪萨斯州的托皮卡，那儿有一家著名的精神病医院治疗中心，叫作"门宁格基金会"，继续自己的职业生涯。

实习期间，所有受训者每周都要参加一次例会，共同探讨儿童和成人的心理治疗问题。此外，作为心理学实习生，我还要单独接受执业临床医生的督导，每周五次，涉及儿童心理治疗、儿童心理测试、成人心理治疗、成人心理测试和团体治疗。在浓厚的学习氛围下，精神分析培训有序开展，培训模式是协商式的：我们每人负责一名患者，在办公室进行独立诊疗，然后参加每周的督导会议，接受审查，讨论工作。虽然是实习生，但我被给予了充分信任，享有自主诊疗权。

在当时，很多方法尚未被开发出来，比如认知行为疗法（CBT）、暴露反应预防（ERP），眼动脱敏与再处理（EMDR）、辩证行为疗法（DBT），接纳和承诺疗法（ACT），等等。因此，精神分析是主要的治疗方式，作为传统精神分析疗法的一种改良，被公认为20世纪70年代的"黄金准则"。需指出的是，人们觉得洞察力，也就是抓住症状的来源，足以帮助缓解创伤，但这并不总是有效。事实上，精神分析的创始人弗洛伊德也认为，光凭洞察力只能治标不治本。换句话说，他也认识到了该方法的局限性。

实习日程非常紧张，我收获了很多新的信息和知识。更振奋人心的是，勒纳、史蒂夫和我作为实习生都有机会接受个人分析，由精神病学家免费提供，这是他们来这当教员的条件之一。我们三人欣然同意，我被指派给索尔·内多夫博士进行我的个人分析。

索尔博士成了我生命中的另一个天使。和那些一本正经的传统精神科医生不同，他热情、真实又脚踏实地，一年多来，我们每周至少见两次面，谈论了很多关于我的家族史、创伤、焦虑和童年受虐的悲惨故事。而这些，我从未向任何人提起过，直至约十年后遇到了他，我才对他敞开心扉。他给了我很大帮助，正如我在第一章中提到的，我们一直保持联系，直到他2008年去世。我在第一本书《与恐惧共舞》的致谢部分向他致敬，叙述如下："我将永远感激医学博士索尔·内多夫，他为人可靠，是首位倾听我童年伤痛与焦虑的人。他不仅是一名治疗师，还是我的医学老师和人生导师。他用自身行动践行着医者仁心，用心灵去呵护患者，对我的诊疗方式产生了很大影响。"我在第二本书《忧虑的孩子》（*The Worried Childs*）中，再次向他致谢，内容如下："感谢索尔·内多夫，他帮我认识到了童年经历如影随形，很多成年人的心理障碍都与童年阴影有关。"

在从事心理治疗的过程中，我发现自己和南希的婚姻并不幸福，促膝长谈时，她也明显不快乐，我们的心正在渐行渐远。在加利福尼亚，如果双方之间存在"不可调和的分歧"，就可以获法院批准离婚。因此，几经痛苦挣扎，我们还是决定离婚。携手走进离婚登记处，我们办理了手续。除了爱尔兰塞特犬肖恩，我们没有孩子，也没有不动产。我同意把肖恩的监护权让给她，我自身保留探视权。

自青春期以来，这是我第一次真正单身，因此对于独处而忧心忡忡。只要忙起来就还好，就能有精神，但如果面临毫无计划或漫无目的的周末，我就会招架不住，心生恐慌。作为实习生和在读博士，每个月国家心理健康研究所会给我300美元，这是我唯一的收入来源。起先，我住在简陋的寄宿公寓里，后来在锡安山医院的公告栏上贴了张求租告示，因而遇见了约翰·莱昂斯，他是我生命中的又一个天使。

约翰称自己为"医院电视人"。当时，病房内的电话和电视是自费的，由病人出钱。约翰则负责帮他们安装设备，并在出院时拆除。幸运的是，自助餐厅向实习生和员工免费开放，有次吃午饭时，我碰巧遇到了约翰。我俩都在寻找合租室友，因此一拍即合。紧接着，我们租到了一个复式公寓，就在旧金山卡斯特罗谷区的诺伊街，房东是位可爱的老太太，住在一层，我俩住在二层。

约翰是我见过最放松、最成熟的人。在首次共进晚餐后，他回到了自己的卧室，走之前嘱咐说："不要叫我，有事我会找你。"每晚都是如此。后来，我终于忍不住了，问他到底在房间里做什么。他解释道："我在冥想。"听完，我表示也想学习冥想，希望借此放松身心，他提出可以教我。

关于冥想的意义，约翰向我解释道："通过默念咒语，或凝视物体——如蜡烛火焰（约翰非常喜欢蜡烛，有许多黄铜烛台），可以培养大脑的专注力，慢慢学会摒除杂念、忘掉痛苦以及平心静气。"我恍然大悟，原来约翰之所以如此沉稳、成熟、随和，正是冥想带来的效果。于是，按照约翰的指导和超然冥想书籍的规定，我开始认真练习，每天两次，每次持续20分钟。

可我的思维太过活跃，总是分心，静坐念咒语对我来说很是艰难。好在约翰不断鼓励，我才得以坚持下来，随之，我的身上发生了一系列积极变化。比如，从前我总是对未来感到焦虑，忧深思远，但现在我变得更加平和，更关注当下。这种变化引人瞩目，很多人都说我看起来放松多了。此外，受益于这种专注力，我在生活的其他方面也大有所获，例如完成了博士学位，写了四部关于焦虑主题的书。任何项目或目标，只要无法在短期内完成，都需要心无旁骛、专心致志。

除了在医院的工作，约翰还有一家专营黄铜的金属铺。他负责修理和出售黄铜床等制品，此外，他还会打磨抛光，恢复制品原有的光泽。不幸的是，在我实习结束回到学校后，只过了五年，约翰竟被人谋杀了。警方报告称，一名持枪歹徒在抢劫隔壁的印刷厂后，携带两名人质，从后门闯入了他的铺子。饱受摧残的人质作证说，枪手平白无故地近距离射杀了约翰。当得知这一悲惨结局时，我的心都碎了。这样一个善良、慷慨、平和的人怎么会惨遭谋杀呢？但无可奈何，生命总伴随着失去，有的甚至出人意料，徒留人暗自伤怀。

作为一名年轻、单身的职业男性，我可以毫不费力地结识各种女人，其中不乏适合结婚的对象。我经常约会，一个接一个，好像在弥补逝去的时间。正式的恋爱关系也有很多段。同时，我开始练习瑜伽，这也是一种冥想方式，在此过程中我遇到了许多有趣的人。

我有段重要的恋爱关系，对象叫利兹，她是个魅力四射的文艺女青年。我俩相遇在锡安山医院，我在那儿实习，而她负责前台接待。有一次，她机灵地托人说想见见我，我欣然回应，后来就成了男女朋友。第一次约会时，我骑摩托载着她环游旧金山湾区，一路驶过风景优美的太平洋海岸公路。在户外，迎着新鲜的空气，骑车慢悠悠地前行，一位佳人搂着我的腰，那种感觉回味无穷，简直妙不可言。后来，我们在一起很长一段时间。作为我生命中的天使，她向我介绍了佛教，并送给我一本书，我至今仍保留着。这本书名为《禅之道》(*The Way of Zen*)，作者阿兰·瓦兹是美国的一位佛教徒，也是最早将佛教引入美国社区的人物之一。

我的摩托是辆二手车，属于1969年产的凯旋老虎系列，排气量650毫升。这辆车带脚踏启动器，要踩很多下才能发动，但一旦发动，骑起来令人无比亢奋。索尔看到这辆车时说："这还带个后座，太好了，你再也不是孤家寡人了！"

利兹有着自己的小买卖——为男士制作皮革领带，为女士制作皮革配饰。不难看出，她天生就具有艺术细胞，是个优秀的手工艺人。这也许是遗传她的母亲，她的母亲也极具创造天赋，出版了一本附有精美插图的烹饪书。在旧金山实习结束后，我准备搬到纳什维尔继续攻读博士学位，于是邀请利兹一同前去。但她的自我意识很强，想留在旧金山湾区发展并成家立业，因此拒绝了我。就这样，我们谈了多年的异地恋，一有机会就见面，但最终无可奈何，还是分道扬镳，各自结婚生子了。我记得当年索尔劝过我："再美好的爱情也抵不过距离。"他的意思是异地恋困难重重，通常不会长久。然而，那个时候我对他的劝告嗤之以鼻，坚信真爱可以战胜时间和距离，现在回想起来，必须承认他说的是对的。

我生命中还有个天使，是精神病学系的临床社会工作实习生，他留着胡子，名叫吉姆。吉姆老家在新奥尔良，那里环境压抑，政治独断。后来，他考到了旧金山的杜兰大学，攻读社会工作硕士学位。旧金山地区自由开放，来了以后，他十分开心。我俩经常聊天，谈论哲学和心理学。每周五晚，我都雷打不动地去他家。坐在屋内，柴火壁炉里的火焰熊熊燃烧，我们伴着音乐，彻夜长谈。通常到第二天拂晓，我才依依不舍地起身离去。依稀记得有一次，我俩聊到黎明，蓦然望向窗外，太阳已缓缓升起，而交相辉映的是，此时屋内正播放着甲壳虫乐队《艾比路》（*Abbey Road*）专辑里的那首歌——《太阳从这里升起》（*Here Comes the Sun*）。对我来说，吉姆的出现就像一份礼物，使我体会到男性之间也可以存在安全的友谊关系，进而帮助我从被男人虐待的创伤中恢复过来。我不太愿意透露自己的创伤史，而他是我为数不多的倾诉对象之一。事实上，他和我一样，是正在受训的心理治疗师，也许是专业原因，他才治愈了我。但我想，就算他不是心理治疗师，但他把最深切的感受和关怀托付给了我，那么以真心换真心，我也一定会向他吐露衷肠的。

有时，在药物的辅助下，我能更专注于冥想和瑜伽练习，并且在参加社交活动时，我也经常与人分享这些妙用。在旧金山著名的菲尔莫尔西区，我参加过一场"感恩而死"乐队的演唱会。正如我在本章开头所说，这是一个新世界，也是个独特的历史时期，被称为"花的力量"[1]，标志性中心位于旧金山的海特-阿什伯里区，而我很荣幸去过那里。在"感恩而死"乐队的演唱会上，没有座位，只有木地板，观众带着垫子或毯子席地而坐，还有人赤身裸体，跟着现场音乐狂舞。结束回家时，我仍心荡神迷，沉醉其中，并和爱尔兰塞特犬肖恩进行了清晰的对话。

除了在家谈心外，我和吉姆还会去塔马尔佩斯山修行，当地人称之为塔姆山，位于索萨利托镇。几乎每个周日下午，我们都开车越过金门大桥抵达镇上，再徒步爬到山顶，俯瞰太平洋进行冥想。这个小镇艺术气息浓厚，面朝旧金

1　20世纪60年代末至70年代初美国反文化活动的口号，源于反越战运动。示威者身穿绣花等色彩鲜明的衣服，使用花等道具，举行反战集会，主张以和平方式来反对战争。——译者注

山湾区和阿卡特兹岛，和迈阿密附近的椰林一样，也是碧海蓝天，晴空万里。

时光飞逝，不久我在旧金山的实习就接近了尾声，但我决定继续留在美国，不再返回加拿大。在搜索美国心理学协会批准的临床心理学博士项目时，我发现了田纳西州纳什维尔范德堡大学的乔治皮博迪学院。其中，朱利叶斯·西曼博士是人文主义教授，发表了多篇关于"自我实现"的论文，对此我很感兴趣，便发出了博士申请。朱利叶斯·西曼博士又名朱尔斯，师从卡尔·罗杰斯和亚伯拉罕·马斯洛，这两人都被认为是心理学领域的先驱，前者提出了"无条件积极关注"概念，后者提出了"需求层次理论"。幸运的是，我被顺利录取，于是计划从旧金山搬到纳什维尔。

但对于那里，我完全陌生，也没有亲戚朋友，不由得焦虑万分。我忍不住想：作为一个皮肤黝黑、胡子微红、留着非洲式发型、开着加州牌照汽车的美国佬，我要是被大家排挤怎么办？但是，就在我忐忑不安的同时，冥冥之中好似有个声音在呼唤我：要直面恐惧，勇敢追逐自己的博士梦！我坚信，获得博士学位，我的人生将更加精彩，将一扫过去的创伤阴霾。怀着这一信念，我克服了内心焦虑，坦然前行。我卖掉了凯旋摩托车，开着大众甲壳虫开始了新的旅程。

就在我离开的同时，我耶鲁的朋友罗恩要搬来旧金山，正在找房子，于是我便把住过的房子推荐给他，还介绍了约翰给他认识。作为我生命中的两个天使，他俩能够相遇、一起生活，也是一种奇妙的缘分。

7. 田纳西州纳什维尔

（1971—1974）

从旧金山驱车2400英里后，我到达了纳什维尔，立即开始寻找住的地方。其间，有位单身的男性教授，热情好客，邀请我去他屋里小坐。刚来到这儿，就受到了如此亲切的招待，令我受宠若惊。后来，我找到了大学公告栏，上面有张出租告示，我按照电话号码打了过去。在那一刻，我还不知道，新的天使正悄然而至。

电话那边，响起了一对夫妇的声音——保罗·克里斯曼和凯瑟琳·克里斯曼。他们品格高尚，踏实可靠，住在纳什维尔大学对面，同时还有栋两居室的小别墅，用来出租以获得额外收入。此外，两人还是教父、教母，给一个年轻女子教授宗教知识。该女子是乡村歌手兼作曲家，正是她张贴的出租告示。按照电话里约定的时间，我见到了男主人保罗·克里斯曼，他是个车间工人，在工厂制作橱柜，开着旧皮卡车刚刚到家。他的长发和胡子都已斑白，而且我很快觉察到，他有条腿残缺，装了假肢。在交谈前，他静静地站了很长时间，上下打量着我，后来觉得我还不错，就把小屋租给了我。租金为每月50美元，还是挺合适的，因为我每月仅凭300美元过活——来自国家心理健康研究所下发的学生津贴。

住进来后不久，他们一家人就邀请我共进晚餐，其中，女主人凯瑟琳做的三文鱼炸丸子和桃子馅饼甜点美味至极。很快，他们就成了我的代理家庭，我也见到了家里的那个年轻女子。她叫什么我记不清了，但有天晚上她举办了一场音乐会，我们都去看过，印象深刻。

保罗夫妇两人阅读《旧约》，是基督徒，似乎也想让我从佛教徒的身份转而皈依。他们很喜欢我，因为《旧约》其实就是《希伯来圣经》，是犹太教和基督教的经典。除此之外，我们还有个共同点：都不认同杀人。保罗透露，为逃避服兵役，他故意开枪打伤了自己的腿，这就是他目前装了假肢的原因。身为基督教徒，他们两人对我十分关心，是我生命中当之无愧的天使。三年后，当我博士毕业准备返回加利福尼亚时，他们还送了我一份临别礼物，是一本私人订制的《旧约》，封面上用金色字体刻着这样一句话：致保罗·福克斯曼——保罗和凯瑟琳·克里斯曼。我收到这份礼物很感动，至今仍把它放在办公室的书架上。

美国人力资源研究中心的最新数据显示，女性占心理学博士的76%。在范德堡大学，大部分女性还是单身，这意味着我有很多脱单机会。有一次，在大学食堂吃饭时，我环顾四周，发现坐在长桌旁吃饭的每个女性都曾是我的密友，对此我不知该自豪还是尴尬。其实，在范德堡大学的心理学界，深受卡尔·罗杰斯的影响，大家都提倡开放式交往。

曾经，我去一家皮革店修理公文包，店铺老板是一对温文尔雅的夫妇。他们与我结交成了朋友。相识后不久，他们却关店不干了，说要加入一个名为"农场"的精神社区。该社区位于纳什维尔以南30英里，靠近萨莫顿小镇。后来，他们邀请我去参观，置身其中。我感觉自己仿佛进入了一个新世界。那里共有800人，住在改装过的校车和军用帐篷里，主张素食，精神导师是斯蒂芬·加斯金——一位能言善辩、魅力四射的前美国海军陆战队员。

这个农场的历史很有趣。斯蒂芬是一个反主流文化的垮掉派[1]传教士，在20世纪60年代的旧金山海特——阿什伯里区远近闻名。他每周都在这个城市举办精神聚会，称为"周一夜校"。在两年的时间里，他发展了大批追随者，决定共同离开旧金山去寻找土地，建立一个自给自足的素食公社。乘坐着改装的校车、邮车和其他车，浩浩荡荡共200辆，旅行大队沿高速公路向东前行了20英里，最终在田纳西州定居。斯蒂芬还写了一系列书籍——《商队》（*The Caravan*）、《这个季节的人们》（*This Seasons Peopl*）、《活跃的头脑》（*Mind at Play*）、《惊人的毒品故事》（*Amazing Dope Tales*）、《周一夜校》（*Monday Night Class*）——所有这些我都读过，现在仍然保留着。

我去农场看望过几次朋友，门卫严肃但友好，通过检查后将我迎了进来。这个农场自给自足。首先，它自己种吃的，为提供充足的蛋白质，尤以大豆种植居多。其次，居民们制作高粱糖浆作为甜味剂，并经营许多生意来赚钱，如开设油墨打印店。此外，他们还会做大豆冰激凌，这在今天的健康食品店已随处可见。农场有个巡回乐队会进行现场演出，还鼓励大家跳舞。

---

1 垮掉派兴起于20世纪50年代的美国，泛指蔑视传统观念、宣扬自由无畏、行为放荡奔放的青年人。——译者注

我迷恋上了这里，也考虑加入其中，但这就意味着要放弃我的博士课程。后来，跟随直觉，我选择坚守人生目标，继续读博。几年后，当我住在圣莫尼卡时，一位农场成员给我打来电话，他说："在斯蒂芬的带领下，农场乐队正在巡回演出，马上就要到达南加州了，我们想借用您的房子作为演出基地，可以吗？还有，能不能把改装过的长途汽车停在您家充电？"我当即表示了同意。几天后，他们如约而至。斯蒂芬和他的妻子艾娜·梅·加斯金在我的盛情邀请下也来到了我家，住在我家中的一间空卧室。第二天一早，我给他俩做了燕麦片，还进行了一次难忘的谈话。我激动地说："直至今天，我仍深深迷恋着农场这个地方，我可不可以现在加入？"斯蒂芬的回答令我大吃一惊，他说："不，你不能加入。你是一个领导者，应该建立自己的社区。"起初，我觉得这只是拒绝我的托词，但后来我意识到，或许他是真的认可我的能力。他是对的。首先，我在家里的三个兄弟中排行老二。其次，我担任过高中年鉴的编辑和高中田径队的队长，后来又成了范德堡·肯尼迪中心的团队领导。再次，我是佛蒙特州谢尔本尚普兰湖华德福学校的共同创始人。最后，我还是佛蒙特州焦虑护理中心的创始人和主任，任期长达20年。

艾娜·梅·加斯金发起了一项全国性的助产士培训计

划。据称，任何想堕胎的孕妇都可以来农场分娩，诞下的婴儿将由农场抚养成人。如果之后母亲改变了主意，可以随时回来认领她的孩子。在历史上，艾娜·梅·加斯金被尊称为"助产术之母"。即使在今天，她的名字仍为大多数助产士所熟知，她的著作《精神助产术》（*Spiritual Midwifer*）也是该领域的经典之作。

农场经常因涉嫌"窝藏罪犯""暴力抗议者"而受到联邦调查局的调查。在所有调查中，大约1/8的证据表明该社区与当局合作，是一个非暴力组织。根据《信息自由法》公布的文件报告，在一起案件中，当地警察对农场进行了过分骚扰，他们带着100名全副武装的官员、两架直升机和三家电视台，拿着来源不明的虚假搜查令，在半夜突袭，搜查每一栋房子、工厂、学校、教堂和附属建筑，号称是寻找大麻和毒品用具。然而，他们什么也没发现。农场成员对地区司法部长提起了民事诉讼，并于1980年发起了联邦民权投诉。

后来，农场还是被发现种植大麻，斯蒂芬作为负责人被捕。斯蒂芬不停地辩护，一直到田纳西州最高法院，在那里还是被定了罪，判处四年监禁。斯蒂芬期满释放后，回到农场，继续领导社区，于2014年去世，享年79岁。

在纳什维尔，还有一次惊心动魄的经历，发生在我和女朋友尼娜之间。当时，我在范德堡大学认识了一个同学，他家有处荒废的田地，面积很大但无人耕种，只有一间孤零零的房子。他说欢迎我随时去玩，无需事先通知。我记得，他还给我指了指方向，说房屋烟囱是彩色的，由当时醉酒朋友粉刷的，要认出来非常容易。因此，我和尼娜便决定去那里玩。到了之后，我发现，他说的话确实不假，烟囱五颜六色，独一无二。

屋后面有条小路，径直通往山顶上的一片空地，地头间七英尺高的废玉米秆如士兵般笔直地站着。在这个诗情画意的田地中，我们大笑着起舞，突然间，我注意到远处有个移动的红色物体。我努力揉了揉眼睛，发现那是两个人，正朝着树林的另一个出口走去。突然，他们转过头走向我们这边。我可以看到其中一人扛着根杆子，杆子的末端拴着红色袋子，另一个人拿着一支步枪。随着他们的趋近，我变得愈发焦虑，不知道该怎么逃出田地。直到双方碰了头，我才意识到，这两个人在树林里经营非法威士忌。他们担心被我们发现，向当局举报，我们则害怕被开枪打死，然后掩埋于层层树叶之下。于是，我们双方进行了一次非同寻常的谈判，我们承诺不会告诉任何人，他们也承诺不会向我们开枪。我清楚地记得，为表决心，持枪人把步枪弹夹中的子弹一倒而空，全部扔在了地上。反过来，我也一再向这两个人保证，不会泄露秘密。由于我已经晕头转向，他们便主动提出引领我们，沿着小路去找带有多彩烟囱的房子。中途，我们双方又停了好几次，反复沟通谈判细节，他们要确保他们不会被举报，我们也要确保自己不会被射杀。

其实，我和皮革店夫妇在偶然间相遇，没承想能结为朋友并且友谊绵长，对此我深感惊讶。另一件事发生在我读博的时候，那天，我去院长办公室谈论学术问题，受到了院长助理的亲切招待。院长助理是位女士，和我年龄相仿，名叫玛丽露丝，眼睛忽闪，又大又明亮，嘴角也挂着迷人的微笑。我离开办公室后，她主动邀请我一起去听音乐会，我愉快地同意了。首次见面后，我们俩就确定了恋爱关系，并且一直相处都很好。然而，她父亲是范德堡大学的教授，总是穿着衬衫，打着领带，习惯了因循守旧，因此性格十分顽固。他很不待见我，生怕我以后回到家乡，把他女儿拐走。然而，我和玛丽露丝坠入了爱河。在获得心理学博士学位和执业执照后，为和她在一起，我在纳什维尔多待了一年。后来，我决定返回加利福尼亚，她也跟了过来——毫无疑问，她父亲当初的担心应验了。

我和她共同生活了四年，其中三年是在加州圣莫尼卡，那是一个海滨城市，位于洛杉矶地区。还在纳什维尔的时候，她有辆笨重的小轿车，后来，我们换成了一辆二手的大众跑车，1971年生产，南瓜橙色，有敞篷。为把这辆车运到加利福尼亚，我们先把它开上了一个斜坡，装到拖运卡车的后斗，然后运输到了南加州。玛丽露丝开着之前的甲壳虫，我则负责开着那辆卡车，卡车上还装着我们的其他家当。当然，我们还得面临一个挑战，那就是找到合适的斜坡或壁架，在抵达洛杉矶时将跑车卸下来。惊喜的是，我们总能找到正确的位置将它倒出卡车，以免掉到落差足有4英尺的地上。

我和玛丽露丝相处了四年，亲密无间，但在婚姻和孩子的问题上由于意见不合，无奈之下便分了手。分开后，我们仍是朋友，彼此尊重对方的生活，避免了撕心裂肺的痛苦，对此我深感自豪。后来，玛丽露丝回到了田纳西州，与一名叫汤姆的前男友重燃爱火。汤姆是一名受伤的越战老兵，腰部以下瘫痪，不睡觉的时候就坐在轮椅上。知道这件事后，我去往田纳西州，看望了玛丽露丝和汤姆。他俩在纳什维尔以南约30英里的乡下买了间农舍，我在那儿待了几周，把那里进行了些许改造，使残疾人行动起来更加方便。最终，她和汤姆设法怀上了孩子，顺利诞下一个女婴。不幸的是，因战争损伤，汤姆的寿命大受影响，在他们女儿还很小的时候就去世了。

独自搬到纳什维尔，我忧心忡忡，但好处是博士项目得到了很多支持。我的博士生导师朱尔斯·西曼博士建议我召集一个心理学教授委员会，审议我在耶鲁大学大四时合著发表的论文，以此将我的博士年限缩短了一年。这个想法是为了证明，我已经有了撰写毕业论文所体现的技能和知识，因此可以获得相应的论文学分。显然，这个计划奏效了。

　　但最重要的是，在纳什维尔的三年里，我战胜了心理焦虑，培养了完成长期项目的能力，因此对未来信心倍增。我似乎已经养成了一种生活习惯：做事认真，严格要求，有始有终。我也克服了曾经对南方先入为主的消极观念，开始意识到不论住在哪里都是一样的，都有好人和天使。

8. 加利福尼亚州圣莫尼卡

（1974—1980）

自从离开旧金山继续读博后，我打算等毕业后就回到加利福尼亚。之后，我如愿以偿，在圣莫尼卡的一家精神健康中心入职，担任心理学家。这里虽然不是旧金山，但靠近海边，气候温暖宜人。如同我从蒙特利尔搬到迈阿密时的感觉一样，再次来到亚热带地区生活，我十分欣喜。

我和玛丽露丝开着拖运卡车从纳什维尔搬到了圣莫尼卡，卡车后斗载着大众跑车，尾部拖着甲壳虫，内部装着我们的微薄财物和玛丽露丝的狗——塔萨加拉。它是只可爱的英国牧羊犬，取名于加利福尼亚州的一家温泉水疗中心"塔萨加拉"。该水疗中心是一处禅宗中心，以良好的治疗性能而闻名，客人可以坐在华氏120度的温泉中，也可以坐在附近流动的冰冷溪水中。据说，这种做法可以刺激免疫系统，治愈各种疾病。我曾经也去体验过，疗效确实非常好。

到达圣莫尼卡后，我们在海洋大道和第四街租了一栋老房子，面积不大，离海边只有几个街区。在房子角落，有个独立车库，可以停放一辆车，车库旁边种着一棵番石榴树，每年都硕果累累。我会把新鲜的果子摘下来榨成汁，喝起来提神醒脑，总是令我十分兴奋。在这片美好的土地上，我一住就是三年。

圣约翰医院隶属堪萨斯州利文沃斯慈善姐妹会，是一所私人的天主教医疗中心，资金雄厚，拥有业内最顶尖的设备，下设心理健康中心。我在这里担任心理治疗师，为住院精神病科的工作人员和急诊科的护士提供心理咨询和帮助。要知道，对于一个刚毕业的心理学博士来说，这是一份不可多得的好工作。

医院设有三个平行的行政部门：穿着传统服装的慈善姐妹会、配备医务主任的医务室，以及提供会计业务的基层服务部门。这些部门官僚作风严重，总是花好几个月的时间去审议拟定项目或特殊要求。例如，曾经医院的纸质报告和纸制品并没有人回收，只是撕碎后扔进垃圾桶，因此，我别出心裁地提出建立"废纸回收计划"。然而，在开展试点后，这项计划历经数月才得以通过。起初，回收步骤略微烦琐，彩纸和白纸必须分开，所有的订书钉和回形针也得移除，便遭到了一些工作人员的抵触。但事实证明，计划本身是非常成功的，为公司创造了不菲的收入，而且回收废纸卖出后，可制造再生纸制品，过程十分环保。

当然，官僚作风的例子还有很多。比如，我曾提出过一个治疗培训项目，也耗费了很长时间才获批。当时，我正给心理学博士生提供督导，灵光乍现，觉得可以通过观察受训者的工作来提升培训效果。具体操作是，在两间心理咨询室之间的墙上贴面单向镜，其中一间屋子里放麦克风，另一间屋子放扬声器，当屋子不用于观察和培训时，就用窗帘将镜子遮住。我对这个项目进行了评估，感觉很合理，非常值得投资。而且我在范德堡·肯尼迪中心实习时，曾经对儿童治疗也使用过类似的装置，了解颇深。但是，建议提出后，行政部门很久才予以批准，以至于我都差点忘了这个项目。

我的行政主管肯·斯通布雷克为人热情，非常支持我，我们建立了亲密的关系。他尊重我的工作，不多加干扰，而且他比我大，已婚有孩子，在他面前我就像个弟弟。但我们理念一致，都信奉佛教的生活方式。毫无疑问，他是我生命中的另一个天使。

我探寻了约书亚树国家公园，地处沙漠保护区，靠近二十九棕榈镇，距洛杉矶东部大约3个小时车程，碰到堵车的时候，可能需要4个小时或更长时间。在这里，远离喧嚣，置身于这片超现实的风景中，时间好像都静止了，神圣无比。而且，没有城市的灯红酒绿，夜晚天上的星星清晰可见。周末，我会去星空下露营，体验宁静、疗愈人心的自然环境。我通常独自去，但有一两次，我和肯作伴前往。

我也喜欢大海，经常沿着海岸线在沙滩上散步，走累了就坐下来冥想。有一次冥想时，我注意到旁边还坐着一个男人，他也在沉思，戴着头巾。我们攀谈了起来，交换了印第安名字。我说我叫孙·达斯，翻译过来就是"追光者"，因为我崇拜太阳。他追问："是谁孕育了太阳？"于是，我开始思考生命的起源。后来我读到一句话，来自帕斯卡——一位法国哲学家，也是注射器的发明者。他说："如果你相信上帝，假如他不存在，那你不会失去任何东西。但如果你不相信上帝，而他确实存在，你就会失去一切。"

玛丽露丝在西洛杉矶找到了一份行政助理的工作，根据她以往的工作经历，这个职位很合适。那段时间，我俩彼此相爱，生活愉悦，但就是在婚姻和孩子的问题上存在分歧。随着时间的推移，分歧愈发鲜明。最终，玛丽露丝做出了一个痛苦的决定——回到田纳西州。回去之后，她与前男友汤姆旧情复燃。

在玛丽露丝离开加利福尼亚回到田纳西州后，我把开了6.5万英里的大众甲壳虫转手给卖了。买家是一位眼科医生，想要辆省油的车用于上下班通勤，这辆大众甲壳虫正合他的心意。而我则换了一辆1971年产的大众露营车。有的人称这种大众车型为货车或公共汽车，但独特的露营车带有一个较低的双人床，顶部升起时还有个较高的床，同时还配有一个电源插座、一个衣柜和床下储物空间。我还增设了三样物件：马桶、供电器和扬声器。供电器是为安装在较低面板上的加热器供电，扬声器则能够增强立体声系统。和转手的甲壳虫一样，这辆大众露营车的动力不足，上坡时它会减速到约50英里/小时。但我也有对策，那就是下坡时加快速度，以努力使车辆在上坡时保持60英里/小时。对我来说，这是一辆完美的休闲车，载着我去了好多地方，欣赏了无数美景，比如约书亚树国家公园、雷斯岬国家海岸公园、红杉国家森林公园、索诺玛和纳帕谷葡萄酒庄、大苏尔海岸塔萨哈拉温泉。在奥海镇附近有一处柑橘种植区，经过时我总会购买一箱新鲜的瓦伦西亚柑橘。此外，镇上还有处马蒂利亚温泉，在那里我生平第一次享受了按摩，按摩师还称赞我的身体很匀称，当然这都要归功于瑜伽练习。为了克服孤独的恐惧，我经常出去旅行，有时邀请女朋友一起，但多数时间是独自前去。除了周末，我还将零碎的休假时间积攒起来，累积四到六周，到了夏天就独自开着大众露营车去旅行。

9. 自驾旅行

(1975—1976)

1975年，在圣莫尼卡的圣约翰医院工作了三年后，我开始焦虑起来，变得忐忑不安。前大半辈子，我都在拼命工作，因此职业压力很大。同时，长期以来我一直害怕独处，是时候全面克服孤独恐惧症了。于是，我开始学习源自东方传统的印度教和佛教。在印度，当户主完成工作和养家糊口的任务时，就会进入一个特定的人生阶段，大致相当于美国的退休生活。这一阶段会持续数年，在此期间人们会化身僧侣四处云游，而且几乎所有寺庙都会为其提供食物和睡觉的地方。该模式吸引了我，我想：我为什么要等到退休后，才能去享受这种无拘无束的自由生活呢？回想起来，这么多年，我一直受困于创伤后应激障碍，疲惫不堪。成为流浪者的想法很可怕，我试图打消它，但它不间断地从我脑海中涌出，冥冥之中有个声音似乎在告诉我："你需要这样做。听从你的内心，去吧。"

在接纳这一声音之前，我也考虑过其他选择，比如从事心理学相关的实践。此外，我喜欢当厨师，会做些花样菜，想着也可以在圣莫尼卡开一家素食餐馆，到时肯定宾客盈门，争着来品尝我的招牌菜和健康餐。也许，在刺激味蕾的同时，美食也可以充当心理治疗的药物，将在心理学领域有所作为。因此，我一直专注于营养学研究，阅读相关书籍，也参加主题研讨会。我研究了长寿、素食和其他饮食，读了几本那个时期的营养学经典著作，如《一个小星球的饮食》(*Diet for a Small Planet*)、《十才》(*Ten Talents*)、《劳雷尔的厨房：素食烹饪与营养手册》(*Laurel's Kitchen: A Handbook for Vegetarian Cookery and Nutrition*)、《迷人的西兰花森林》(*The Enchanted Broccoli Forest*)。

曾经，我参加过一位欧洲营养学教授主讲的研讨会，为期一周，学习烹饪。这位教授周游世界，专研健康长寿的饮食，因此享誉全球。会上讲到，有一群罕萨人，生活在巴基斯坦高海拔山谷，环境艰苦，但心灵快乐，没有疾病，人均寿命很长。他们吃酸奶、天然的水果、坚果和种子等素食，活力十足，从村庄步行到农田要长达两个小时。据说，喜马拉雅地区的夏尔巴人坚毅刚劲，但与之相比，罕萨人还要更加顽强。

威廉·舒特勒夫和青柳明子合著过一本书，名为《豆腐之书：贯穿生命的蛋白质来源》(*The Book of Tofu: Protein Source of the Future—Now!*)。此外，他们两人还举办过豆腐制作课程，我也报名参加了。我甚至自己用大豆做了豆奶，这是做豆腐的第一步。豆腐本质上相当于奶酪，但区别在于，豆腐是用豆奶而不是牛奶制成的。

有一次，我写信给拉姆·达斯，他是一位美国的精神导师，也是我的导师。他曾是一位心理学家，在哈佛大学任教，后来离职了。用他的话说，离职是为了全身心调整意识，当然，也为了声援同为心理学家的蒂莫西·利里。利里也是大学教授，但因使用迷幻剂做实验，并倡导人们"聚神、入世、出离"，便被早早解雇了。拉姆·达斯著有书籍《活在当下》(*Be Here Now*)，我读后深受启发，参加了他后续的一些讲座，还和他进行了一次私人会面。在信中，我向他请教如何处理我的身份危机。

他写了一封简短的回信，内容如下："此时，我正坐在泛美航空公司飞往印度的航班上，不知什么原因，想要给你写封回信。我的建议是——记住自己是个心理治疗师。

重要的，不是你在社会中扮演什么角色，而是你扮演的是谁。"我明白，他想告诉我，成为心理学家没有错，而且我应该成为一名有所觉悟的心理治疗师。他还有一层含义，那就是，我们要做的事都是命运的安排，尽管这听起来不太科学，但确实一切自有天意。

最终，我听从流浪的召唤，制定了计划，去体验无拘无束的、真正自由的生活会是什么样子。我幻想自己像一片叶子，欢畅地随风飞舞。我向圣约翰医院提交了辞呈，辞去了心理治疗师岗位，并舍弃了所有财产，只留下两件重要的东西：一是心理治疗师执照，以防将来重返这个行业；二是立体声系统，请肯·斯通布雷克代为保管，其中包括一个前置放大器、一个功率放大器、一个调谐器，以及一对装在胡桃木盒子里的大型三向低音反射扬声器，所有这些都是我自己制作的。1975年1月，我开着满载食物的大众露营车，正式开启了漫无目的的自驾旅行，沿途去拜访全国各地的几个朋友。

在亚利桑那州的布莱斯峡谷国家公园，我度过了第一个晚上。次日醒来时，红色峡谷壁上覆盖着皑皑白雪，令人叹为观止。第一站，我打算去找彼得。他住在犹他州洛根的瓦萨奇山脚下，是犹他州立大学鸟类学的研究生，单身，大部分时间都泡在图书馆。听到我要过来的消息，他表示热烈欢迎，而且他正在撰写关于鸟类喂食模式的论文，希望我到来后能和他同去墨西哥搜寻相关数据。我同意了，并在他家待了六周，体验了无拘无束的生活。我把时间用来看书，包括帕拉宏撒·尤迦南达写的《一个瑜伽行者的自传》(Autobiography of a Yogi)、《甘地自传》(Autobiography of Gandhi) 和印度圣经《薄伽梵歌》(Bhagavad Gita)。我还做瑜伽、在瓦萨奇山踏雪以及冥想。饿了就吃，累了就睡。我发现不存在无事可做，即使只是照顾好自己也要费心力。此外，我开始明白，最健康的生活方式其实是与大自然和谐共处。不管白天做什么，到了晚上九十点，我就困了。回想起来，这些都是基本的生活感悟，但对当时的我来说，却发人深思，意义非凡。

为了帮彼得收集论文数据，我们乘车离开犹他州，前往墨西哥。彼得在那儿有个私人农场，里面设立了鸟类研究点。他已经获得了许可，能够在农场的辽阔土地上露营，以此研究鸟类的栖息环境。他的论文主题是：如何根据食物链，即昆虫或其他来源，从而预测出不同海拔的鸟类物种。为收集数据，我们借助了双筒望远镜和树高测量系统。此外，最令我难忘的是，我们的东道主热情好客，每天晚上都邀请我们共进晚餐，还教我们用面粉和水制作玉米饼。在绿树浓荫的大自然中，此番文化体验可谓是酣畅淋漓。

墨西哥之旅结束后，我和彼得就此告别。我打算向东前行，去田纳西州富兰克林看望玛丽露丝和汤姆。他们两人需要帮助，因为汤姆身体残疾，住在现在的农舍里不太方便。我花了大约两个月的时间，对农舍进行改造，以利于汤姆行动。我晚上睡在露营车里，白天就建造坡道，加宽门口，这样汤姆的轮椅就能顺畅通行了。此外，我还做了其他各种各样的辅助项目。

有趣的是，我帮汤姆出售了一辆老式的敞篷名爵跑车。这辆车呈漂亮的红宝石色，但汤姆残疾后无法驾驶，便闲置在车库中。为日常出行，他选择了能手动控制的沃尔沃。令人惊讶的是，他不仅能开车，还能把轮椅折叠起来放到驾驶座后面。而那辆名爵跑车，成了他越战前生活的怀旧象征，我也很喜欢开着它到处跑。后来，我们细细地检查了一番，做了几处维修，把它卖给了别人。

在越战时期，汤姆是前线士兵，而我是出于良心拒服兵役者，我们两人的经历大相径庭，但命运还是使我们相遇了。我本人遭遇过创伤，对创伤后应激障碍再熟悉不过了，但汤姆的创伤格外严重。

退役军人事务部已经把创伤后应激障碍认定为战争伤害，美国政府机构也带头强调其在精神健康领域的关键意义。事实上，大多数关于战争创伤治疗方法的研究，如长期暴露疗法、认知行为疗法、眼球运动脱敏与再加工等，都是在退役军人医院进行的。

在离开圣莫尼卡、踏上新的朝圣之旅前，我谈了一场恋爱，对方叫南希，是我在圣约翰医院认识的。当时，医院有个针对聋人的心理健康项目，她是首席手语翻译。她长了一双炽热的蓝眼睛，一头长发披肩，于是我给她起了个绰号叫"蓝火"。翻译时，她的手语速度非常快，令我瞠目结舌。该项目中的两位心理学家没有听力障碍，但不擅长手语，面对失聪患者时，就得靠翻译帮忙。一名翻译会坐在心理学家旁边，面向患者，口头转述患者的需求信息，并用手语提供治疗反馈。和南希的相处过程中，我也学到了一点手语，开始欣赏这种惊人的技能。南希请假去田纳西州看我，但几周后，她决定返回医院工作，留我独自踏上漫无目的的自驾之旅。虽然我们联络未断，但我再次陷入了孤独。

10. 加利福尼亚州威尼斯

（1976—1977）

自驾旅行了将近一年后，我豁然醒悟，意识到心理学才是我与世界建立联系的纽带，也是我为之奋斗的人生目标。我的使命在于从事心理治疗，分享应对焦虑的经验。虽然我受过伤，也得以康复，但经历的种种事情都仅限于自身，没有推广应用于心理学实践。其实，我可以将这些经验整合起来，为创伤疗愈做点贡献。于是，我决定回到加利福尼亚，找机会重返心理治疗师岗位。

当我回到加利福尼亚时，发生了两个奇迹。其一，我之前在圣莫尼卡圣约翰医院工作，从事心理健康项目，这次回来后，受到了医院首席心理学家琼·麦德森的盛情邀请，希望我重返工作岗位。她解释说，该项目中的一位心理学家要退休了，如果我感兴趣的话，可以补他的空缺。有且仅有一个条件，就是我必须至少待两年。在流浪了一年后，我非常想安定下来，因此欣然同意。令人难以置信的是，我又回到了一年前离开的那个办公室，在最初的几个月里，我时常放空，好像曾经辞掉工作去自驾旅行是一场梦。

回来后，我住在洛杉矶的高档社区太平洋帕利塞德，在那儿租了一栋带家具的房子，生活舒适但很孤独。不久我就觉得要认识些新朋友了。于是，我决定搬家，换了一栋三居室的大房子。房东是聋人心理健康项目的一位心理学家。换这个房子的目的是，我想找些志趣相投的室友，在一个屋檐下共同生活。房子在威尼斯，离我常去游泳和冥想的海滩只有几步之遥。在当地的保健食品店，我贴了张"寻找室友"的告示，不久就接到一位女士的来电，说有四个人想和我合租。这四个人包括一对已婚夫妇巴里和莫伊拉，以及他们的两个姐妹。这个组合有点奇怪，但确实很适合两个空卧室。在看了房子后，我同意他们搬进来。

这个尝试虽然冒险，但结果很好，我们相处得很和谐。事实上，在接下来的35年里，巴里成了我的挚友，是我生命中的另一个天使。我俩最后都去了佛蒙特州，他以前在那里生活和工作，是一名滑雪教练。我们前往斯托山度假村、走私者峡谷州立公园和舒格布什度假村，在那儿他教我滑雪。在我30多年的滑雪生涯中，巴里是我见过最优雅的滑雪者。我们在山巅顺势而下，滑行姿势优雅如花滑运动员一般。

不幸的是，住在这里时，我遭遇过创伤。有天晚上，我睡在蒲团上，突然听到厨房有动静，听起来像是关抽屉的声音，我没在意，便继续睡了。但不一会儿，又传来窸窣的杂声，紧接着一道黑影闪到我的面前。天很黑，我看不清楚是谁，只听出是个男人的声音，他厉声恐吓道："别动！小心我开枪打死你！"那一刻，我告诉自己要保持冷静，一定要冷静，然后利用自己的人际交往能力和心理学知识，我问他是谁，来做什么，想要什么。他缄默不言，只重复道："别动！小心我开枪打死你！"我躺在地板的蒲团上，慢慢抓住枕头，迅速跳起来，朝他的头部猛揍。然后，我擒住他的胳膊，卸下他的武器——原来是一把从抽屉里拿的菜刀。刀被夺走后，他见状不妙，开始害怕，求我放了他。他步步后退，但我牢牢抓住他不放手，直到出了卧室，透过走廊壁龛的剪影，看得出来是个受到惊吓的男孩。最后，出于同情，我还是放他出了门。他刚走，我就不禁开始想：为什么今晚会招来抢劫呢？就在我百思不得其解的时候，我突然恍然大悟，原来一个姐妹出去接她工作晚归的同伴时没有锁门。入室抢劫者一定以为没人在家，就闯进来了，好在我临危不惧，击退了他。值得一提的是，我没受过自卫训练，但面对威胁时仍能保持专注和自制力，这必须归功于冥想和瑜伽练习。

回到圣莫尼卡后发生的第二个奇迹是，我遇到了谢丽尔，她和我在同一家医院工作，是个医务社工，身材健美，活力四射。她也是在纽约长大的，我俩常常聊天，逐渐熟络，没过多久，就约着一起吃饭了。她住在花园公寓，位于圣维森特大道，这是一条临海的主干道，路两旁种满了高大的棕榈树。有一天，她邀请我去她家坐坐，一进门，我就注意到阳台上放着一辆自行车和一对滑雪板。我兴奋不已，心想：她也喜欢这类运动啊！的确如此。我们是老乡，喜欢的户外娱乐活动都相似，并且她也是个素食者。那天，她做了一顿令人难忘的墨西哥晚餐，享用后，我们就共度良宵了。后来，谢丽尔透露，她对我一见钟情，甚至还跟她的上司说："我刚遇到了一个男人，看到他的第一眼就想要嫁给他！"

纵观一生，我遇到过很多天使，但谢丽尔格外特别，她是我的灵魂伴侣。尽管有过创伤史，但我从未放弃爱情。我坚信，总有一天，我会遇到那个命中注定的灵魂伴侣。简言之，我是个浪漫主义者，相信灰姑娘的故事真实存在。与谢丽尔交往后，我发现自己总是忍不住想她，甚至还写情书放在她汽车的挡风玻璃上，期待着下次见面。

那么，问题来了——如何判断自己爱上一个人呢？关于这个问题，很多人都迷惑不解。我有个心理学实习生，曾经有个成年客户来找她，问："你爱你的孩子吗？"实习生毫不犹豫地回答："当然爱。"他追问："你怎么知道的？"实习生很惊讶，不理解怎么会问出这种问题，无奈答道："我就是知道！"我认为，这是个经久不衰的问题。但爱是主观感受，无法用理性思考解释。爱只能凭借直觉感知，发生在人的内心深处，被体验为"就是知道"。

正如我在其他章节指出的，创伤受害者往往不相信自己的感觉、直觉和判断，他们难以区分愿望和直觉。如果陷入爱的话，很有可能会被信任的人伤害，这种风险太大了，所以他们不敢以身犯险，害怕终究是飞蛾扑火。

此外，他们也很难区分爱和欲望、情感依赖和身体吸引。性虐待受害者可能认为自身的价值在于性行为，从而在寻找爱情、情感联系和认可的过程中变得滥交。还有的性虐待受害者截然相反，他们会选择压抑自己的心理和性需求。

在犹太传统中，有一种信仰，即每个人自出生的那一刻就有另一个人已经出生或即将出生，作为与其相匹配的灵魂伴侣。从这个角度来看，我们的人生目标之一就是找到那个匹配的灵魂。当我遇见谢丽尔时，我知道我找到了。

正如在第一章中提到的，我从小弹吉他，尽管后因学业冲突而短暂中止，但最终还是再次拾了起来。和生命中的那些天使一样，音乐是我生活中重要的部分。在去亚利桑那州斯科茨代尔演讲时，我在乐器博物馆买了件衬衫，上面用六种不同的语言写着"音乐是灵魂的共鸣"。时隔35年后，我在2012年重拾吉他，并开始了音乐和歌曲创作。我写了首关于灵魂伴侣的歌，名为《灵魂之爱》，歌词如下：

灵魂之爱

保罗·福克斯曼

主歌1

我想念你，宝贝

日日夜夜

当你拥抱我的时候

感觉总是那么美妙

副歌

没有你的爱，我的灵魂烟消云散

主歌2

我需要你，宝贝

我知道你也感觉到了

你说你也爱我

令我如梦如幻

副歌

很幸运遇到你

如同天使从远方而来

我的心满载欣喜，梦想全都实现

没有你的爱，我的灵魂烟消云散

主歌3

我看见你向我伸出手

温柔地呼唤我的名字

自从你向我敞开心扉

我整个人都焕然一新

副歌（重复）

主歌4

我们之间有吸引力

我们是彼此的镜子

遇见了你

我再也别无他求

副歌（重复）

我的灵魂现在充满了你甜蜜的爱

　　我在威尼斯宫举办了一场舞会，邀请了很多朋友参加，并自豪地向他们介绍了谢丽尔。结婚后，我俩租了个灰泥墙小屋，砖瓦屋顶，位于圣莫尼卡市中心的墨西哥庄园里。房东住在主屋，性格很古怪，只把小屋租给素食者。入住之前，约我们进行了面谈，我永远不会忘记他当时对我说："你们要小心肉食者，他们会杀人的！"在这个小屋里，我和谢丽尔住了两年，生活和美。

　　有天晚上睡觉时，我做了个梦，生动得跟真的一样。梦里，有个小女孩的声音不停地在我的耳边盘旋，问道："我什么时候可以进来？我什么时候可以进来？"第二天早上，我把梦境告诉了谢丽尔，惊奇的是，她也做了同样的梦。因此，我们相信这个声音是真实的，不是幻听。我们得出结论：一个女孩的灵魂拜访了我们，要求我们当她的父母，把她带到现实世界。大约在婚后的两年，我们的第一个宝宝出生了，是个女孩！我们给她起名为凯莉·唐，相信她就是那个梦里来访的精灵，选中了我们做父母。

　　当我和谢丽尔决定结婚生子时，一致认为应该搬回东部，这样离家人更近，他们会给予我们很多支持与帮助，比如照看孩子。所以，我俩辞去医院的工作，打包好东西，开着大众露营车返程了。

谢丽尔是田径兼游泳运动员。作为一名田径运动员，她每天训练14英里，参加了著名的圣莫尼卡马拉松比赛，在同年龄组中名列前茅，足以赢得一枚奖牌。而我与之兴趣相合，在上学时，也参加田径比赛，还担任高中田径队队长，读耶鲁大学期间曾在美国奥林匹克田径教练的指导下训练。作为一名游泳运动员，谢丽尔在布鲁克林的游泳池做过救生员。返乡途中，她提议每经过一个湖就去游泳。此外，遇到很长的下坡路时，她也会去跑步，而我则开着货车跟在后面。我记得她旅途中的首次游泳在哈瓦苏湖。这是1938年在亚利桑那州和加利福尼亚州边界的科罗拉多河上修建帕克大坝而产生的大型人工湖。实际上，它是个大型水库，占地超1.9万英亩，海岸线长达450英里，水的平均深度是35英尺，某些地方有90英尺深。1980年，当我们来参观时，湖水晶莹剔透，清澈见底。谢丽尔说想游泳，我就在岸上看着，以为她只是想提提神，简单地下水游一会儿。没想到的是，她悠闲地游了至少一个小时！我忍不住想：这个女人是在水里出生的吗？她的跑步距离同样较长，而我也乐意陪着她，因为没有时间压力。

我很喜欢练瑜伽，也很乐意骑自行车。但是后来，我跑步时伤着了臀部，再也没法继续跑了。事情发生在高中时期，我在体育馆的壁挂式轨道上训练，赛道有个陡峭倾斜的软木表面的侧墙。因为通常是逆时针方向训练，所以我的右腿在转弯时不能完全伸展，会不可避免地反复撞击侧壁，连带震动臀部，致使臀部受伤，一跑起来就会痛。

虽然我们计划离家人近一点，但也不想回到纽约。在地图上，我以纽约为圆心，以一天的车程400英里为半径，用圆规画了个圆，希望在圆周内找个宜居之处，最好是乡村，并且带点文化气息。划定范围后，我们就踏上了寻家之旅，探访过康涅狄格州、马萨诸塞州、新罕布什尔州、佛蒙特州、纽约州北部、宾夕法尼亚州、新泽西州、特拉华州和弗吉尼亚州北部。最后，我们在弗吉尼亚州的夏洛茨维尔小镇安顿下来。这里坐落在蓝岭山脉的大学城，离弗吉尼亚海滩很近，四季气候宜人，完全可以去海边一日游。此外，离城镇仅26英里处，还有座山可以滑雪，是冬季的绿色度假村。看起来，这个小镇是我们的理想之选。

11. 佛蒙特州贝宁顿

(1980—1983)

去夏洛茨维尔之前，朋友巴里建议我们先去佛蒙特州看看，然后再决定在哪儿定居。他在伯灵顿附近的怀茨菲尔德山谷生活了10年，上了戈达德学院。后来，他成了一名滑雪教练，在艾伦山，即现在的舒格布什度假村滑雪。我们自马萨诸塞州西部穿过布拉特尔伯勒镇，最终进入佛蒙特州，沿路途经该州仅有的两条州际公路之一的"91号公路"。来到这儿后，我们才明白为什么佛蒙特州被称为绿山州，因为这里聚集着北卡罗来纳州的蓝岭山脉、田纳西州的大烟山，以及纽约的阿迪朗达克山脉，森林树叶壮阔浓绿，我此前都未见过。在自然的包裹下，我们起初都没意识到这儿的道路上不允许有广告牌。该州的第一产业是旅游业，自然景观便成了它的特色。

我们参观了伯灵顿——位于格林山脉和110英里长的尚普兰湖之间，是大学城的所在地。伯灵顿和夏洛茨维尔一样，文化氛围浓厚。实际上，伯灵顿地区有五所大学、一个人才济济的弗林剧院，还有举办音乐会的孔托伊斯礼堂、受纽约和波士顿认可的马拉松资格赛，以及一年一度的户外爵士音乐节。该地还有着良好的政治氛围：1980年，我们来这儿时，州长是一位犹太女性，名叫玛德琳·库宁，市长叫伯尼·桑德斯，该市长的执政理念进步，广受民众欢迎，已经连任了四届。此外，这里的户外娱乐项目也丰富多样，其中不乏我们最喜欢的活动，如滑雪、徒步旅行、皮划艇和骑自行车。坐在沙滩上，过往的美好时光总是历历在目，因此我们决定，就在这里定居。巴里经常把尚普兰湖称为"新英格兰的西海岸"，风景如画，美不胜收。

谢丽尔有个表妹住在曼哈顿的一套高档公寓，毗邻河滨公园。在寻找定居地的途中，我们去看望了她，但只待了不到一小时，离开时却发现车内的东西几乎被洗劫一空，我那个装着相机和望远镜的背包也惨遭黑手，甚至连音响都被从仪表板上拆了下来。唯一幸存的是谢丽尔的珠宝，她巧妙地放在自己做的布箱里，藏在露营车的床垫下。我们报了案，警察告诉我们，挂着窗帘的加州牌照野营车很容易成为盗窃的"活靶子"。这令我始料未及，沉睡的童年回忆再次苏醒。我又回想起在纽约的痛苦经历，那里的每个角落都危机四伏，豪华街区也不例外。

在找房子的旅途中，我和谢丽尔已经失业几个月了。筹划婚礼时，我俩都觉得应该找份工作赚点钱了。我四处求职，联系了佛蒙特大学心理学系和一些私人诊所，但他们都不招人。后来，我扩大了求职范围，向伯灵顿以南驱车约三小时，在离纽约奥尔巴尼不远处的佛蒙特州贝宁顿找到了工作。那是一家精神健康中心，我负责担任成人门诊主任，正式上岗日期在1980年9月，也就是婚后刚过一周。

我们的婚礼选在纽约春之谷举行，地点是在我哥哥埃里克家的后院。婚礼的各种细节我和谢丽尔都亲力亲为，包括搭建帐篷、罗列素食、录制音乐，还请了一位即将结婚的犹太教教士和一个佛教徒。婚礼那天，我们的家人和朋友都来了，大约有40人。我们把扬声器藏匿在树上，伴着英国摇滚乐队超级流浪汉的音乐，婚礼缓缓进行。作为素食主义者，我们的婚礼选用了糖霜胡萝卜蛋糕。婚后，我们去了新罕布什尔州的塞纳比湖度了短暂的蜜月，住在佛兰斯比旅馆。此前，我们看好了一栋房子，位于佛蒙特州阿灵顿，离我工作的地方很近，因此蜜月期间也不停地打电话，沟通报价问题。

最终，我们顺利买下这套房，之后我就能步行上班了。这套房子的主人是教职员工，房子已有120年的历史了。更令人难以置信的是，这套房子没有装过保温隔热层，从来没暖和过。迫不得已，我们吃饭时只能去客厅，靠着火炉取暖。不久，我就开始改造房子，更换窗户装饰，重新粉刷烟囱和橱柜。那个年代，人们把衣服放在衣橱里，几乎不设壁橱，富有新意地，我建造了壁橱，还安装了壁灯。在院子里，还铺设了新的绿植，并对外墙进行了重新粉刷。三年后，我们搬到了贝宁顿，便卖掉了这里的房子，因房价大涨，赚了不少钱。

来到贝宁顿后，联合咨询服务机构雇我来指导成人门诊项目，我带着六七个心理治疗师，并负责24小时紧急服务。要知道，我只在魁北克夏令营当过营区主任，以及在佛罗里达住院治疗中心当过主管，除此之外几乎没有管理经验。来到这儿后，我做了巨大的心理调整。在我之前，该机构的主管职位已经空缺了一年，员工们适应了没有领导的日子，我的突然降临并不受待见。但我很快了解到，成为一名领导者并不靠人气，因为重要的不是人们喜欢你，而是尊敬你。我秉持着公平、透明和真实原则处理日常事务，因此备受赞誉。我赢得了员工的支持，执行董事也对我刮目相看。后来，我被委以重任，前去曼彻斯特开了一家分支机构，那是一处高档社区，位于贝宁顿以北大约30分钟的路程。这是一次尝试，我想看看能否打造出不依赖捐款且有利可图的门诊诊所。我租了套办公室，布置了房间，还雇了一些治疗师和一名办公室经理。

在我的管理下，分支机构在提供优质服务的同时，还赚取了可观的利润。我一直怀揣着私人执业的梦想，想在贝宁顿开家诊所，这次经历使我信心倍增。之所以选在伯灵顿，一方面是我对这里的印象很好，另一方面是这里的文化资源实在太稀缺了，例如，镇上只卖些吃的喝的，没有健身房，没有剧院，也没有音乐会场馆，要想购买必需品不得不开车45分钟去到纽约的奥尔巴尼。

1982年，我和谢丽尔住在贝宁顿，迎来了第一个孩子凯莉。准确来说，凯莉出生在马萨诸塞州的皮茨菲尔德，离州界大约45分钟的路程有个分娩中心，能提供家庭式分娩。讽刺的是，我们可以步行去当地医院，却找不到产科医生或提供在家分娩的医疗支持。毫无疑问，凯莉就是几年前在梦里呼唤我们的女孩，把她带到这个世界上，我们万分欣喜，坦白地讲，还是我亲自接生的她，并剪断了她的脐带。分娩简直是个奇迹，我相信如果所有父亲都能参与孩子的出生过程，那么虐待和家庭暴力事件会少很多。

在贝宁顿生活和工作期间，我在新罕布什尔州基恩的安提阿新英格兰学院兼职教学，开车45分钟就能到。我对接的是咨询心理学硕士项目，主要为第二职业的成年人设计，授课名称为"专业研讨会"。此外，我还负责安排学生在各地的实习。每年我都要去评估一次实习环境，并会见每位学生的实习导师。曾经在伯灵顿的私人诊所，机缘巧合下，我认识了两位心理学家——马克和朱迪思·曼，他们创办了一所家庭治疗协会，正好是我一个学生的实习地。我前去考察时，他们两人十分热情友好，此后我们便建立了牢固的联系。考察期间，我了解到该诊所没有儿童心理学家。之后不久，我联系了他们夫妇，对方表示自己有儿童治疗经验，也可以加入。我们再次见了面，并达成一致意见。

要加入该诊所，我得辞去在贝宁顿心理健康中心联合咨询服务公司的工作。而且，每周我还要去新罕布什尔州基恩的安提阿新英格兰大学履行教职，通勤距离也增加了，单程开车需要三个小时。为了逐步过渡，我先在心理健康中心继续工作，利用假期去私人诊所看病人，这两个地方之间有三个小时的车程，我开始每周去一天，在露营车里过夜，下班后返回。后来，这些兼职工作占了我整整两天时间，我实在忙不过来，就从心理健康中心辞职了。辞去有薪工作，去到没有终身保障的私人诊所，需要鼓起勇气，但我一心想当老板，很快就在贝宁顿递交了辞呈。

然而，心理健康中心的执行主任得知我要离职时，她劝我再考虑一下。次日，她打电话给我说："董事会一致决定，只要你能留下，条件随便开。"这个条件很诱人，我犹豫了，对财务状况做了快速的成本效益分析。尽管带薪职位有保障，但我的心在私人诊所，所以我还是婉拒了。当时，我的女儿刚满一岁，我们一家三口决定搬到伯灵顿。这一决定涉及多种风险：第一，私人执业后，为了维持基本生计，能否找来足够的转诊病人？第二，在寻觅新住处的同时，能否卖掉贝宁顿的房子？第三，女儿还小，我们是否有能力保护她？从表面上看，这个决定太疯狂了，但内心的直觉告诉我，这是正确的。

创伤让我们很难跟随直觉和内心，尤其是走出舒适区的时候。但是，生活中的许多决定既需要理性思考，也需要直觉思维。大脑的运转是为了维持生命，我们生来就不愿冒险，而是喜欢确定性、同一性的东西。模糊、不确定和不可预测会威胁到人类的生存，因此，在面对变化时我们容易引发焦虑心理。许多患有焦虑症的人，尤其是与创伤相关的焦虑症，不喜欢改变，当面临未知的结果时，他们往往会退缩或放弃。每当面临重大决定时，而我也同样如此，比如是否要为了读博而从旧金山搬到纳什维尔，或者是否要为了克服孤独而自驾旅行。对于很多人来说，创业、换工作或旅行都可能会引发焦虑、胆怯，甚至后悔。

跟从自己的内心，我们决定在埃塞克斯买栋房子，就在我即将加入的诊所附近。与此同时，我们也盼望着贝宁顿的房子能尽早卖掉，这样就有钱来购置新房子了。然而，房地产市场很平静，几个月来，没有一个人来询问贝宁顿的房子，在此期间，新房子也即将停盘。然而，冬天就要来了，房地产市场即将进入冬眠期，我们将要背负两笔抵押贷款。后来有一天，当我下班回家时，得知有两个全款买家，并且他们双方都知道还有另一方要买。房地产经纪人拿着两份报价来到我们家，一份来自新泽西州的一名律师，他带着妻子和女儿来到这里，开着一辆红色保时捷。未经我们允许，他们就对房子进行了录像。他们知道这栋房子附近有滑雪场，还有著名的巴顿希尔河可以钓鱼和进行水上运动，因此计划把它当做备用房。他们来访时，既傲慢又麻木不仁，虽然我没在家，但谢丽尔在，对他们印象极差，不想把房子卖给他们。然而，他们提出用现金全额付款，普遍意义上说，这绝对是理想买家。

另一方是对年轻夫妇，带着两个年幼的女儿。巧合的是，他们之前也住在伯灵顿。除此之外，他们很喜欢这套房子，而谢丽尔也对他们的为人有好感。然而，他们手头紧，要先去借钱，再出售伯灵顿的原住房。房地产经纪人来到我家，把这两份报价放在餐桌上，说："毫无疑问，应该卖给新泽西夫妇。"于是，我们违背了自己的直觉，接受了房地产经纪人的建议。

可结果表明，交房时，这对新泽西夫妇并没有出席。他们凭空消失了，事先没有任何通知。要知道，虽然我们扣了他们2000美元的押金，但这不足以慰藉，因为手里多一套房，我们就得多支付一份贷款。此外，从他们定房到交房，至少浪费了我们两个月的时间。我的心沉了下去，愈发焦虑。

我决定自己行动，问问当初要买房的另一对夫妇，看他们还想不想买。不可思议的是，他们还没找到房子，很高兴接到我的电话。这一次，我们私下达成了交易，没有让房地产经纪人经手。但房地产经纪人也拿到了佣金。房子售出后，我们就开始打包行李，准备搬到佛蒙特州的埃塞克斯。此番经历让我切身体会到直觉的重要性，它虽然比不上理性，但至少同样重要。我认为，我们需要心灵和头脑，共同引领成功的人生。

12. 佛蒙特州埃塞克斯

（1983—1985）

我加入的诊所位于佛蒙特州的埃塞克斯强克逊。1983
年，这里是国际商业机器公司（IBM）工厂的所在地。该
工厂创造了无数就业机会，是佛蒙特州第二大雇主，仅次
于州政府。工厂离诊所只有几步之遥，雇有9000名员工，
实行三班倒工作制。我准确地预测到，这些人肯定有着程
度不一的心理问题，将来到我这儿看病的，包括工程师、
化学家、生产技术员、秘书、经理，以及他们的孩子。没
过多久，我就忙得不可开交。诊疗时，我碰到了各种各样
的问题，包括焦虑、抑郁、饮食失调、婚姻问题、离婚适
应问题、中年危机、成瘾问题。另外，诊所还有其他8位
治疗师，其中包括谢丽尔，她有心理医生执照，可以抽出

一天半来诊疗，这样也不耽误照顾孩子。

在埃塞克斯的查平路，我们买了一栋复式大房子。这座房子刚建成10年，配有三间卧室、一间半浴室和一个可停放两辆车的地下车库。我们在贝宁顿住的房子没有保温隔热层，而现在这栋房子比它高了不止一个档次。房子占地10英亩，门前有一条长长的石子路，路对面是个苹果园，名为"查平果园"。

搬进来的第一个晚上，我就开始装修了。先从厨房开始，原先的橱柜太低了，导致厨房和餐厅之间有一条通道，需要弯腰低着头才能看穿。我从餐桌上一跃而起，把橱柜从天花板上拉下来，露出了照明的电线。操作过后，房子里一片狼藉。我们开始安装新的柜台，并更换了橱柜上的硬件。装修后不久，我把厨房和客厅之间的一面墙拆了，打造出更现代的开放式空间。我还把一间大卧室隔成两部分，变成了一间比较大的卧室和一间浴室。

屋内装有可怕的绿色乙烯基壁板，经过研究，我了解到，如果它能充分氧化，就可以刷油漆了。这个房子已经有10年历史，乙烯基壁板早就被氧化了，于是我用滚筒在整个墙面涂上了木色调的油漆。我在耶鲁大学暑期工作中学到的所有技能——电气、管道、木工、上石膏板和绘画此时都派上了用场，并且我又新学会了贴壁纸。

来到这里后，我们生下了第二个女儿，这一次是真正的家庭分娩，就在我们的卧室里。她出生时，正值太阳落山，于是我们给她取名为莉亚·唐。我们的大女儿同样如此，两年前她在破晓时出生，名为凯莉·唐。

我们开始展望抚养两个孩子的未来，很关心她们在哪儿上学。我哥哥埃里克就读于鲁道夫·斯坦纳学校，创始人斯坦纳成长于文艺复兴时期，受雇为德国斯图加特的华尔道夫-阿斯托里亚卷烟厂的工人创建的一所工人子女学校，于是便有了鲁道夫·斯坦纳学校。这是北美的首所华德福学校，由此我也接触到了华德福的教育方法，对此很感兴趣。华德福教育理念的中心思想是以人为本，针对孩子在不同阶段的大脑发育来设置课程。总的来说，课程设计贴近人类进化史，从口述叙事到书写绘画（象形文字），最后到阅读。而阅读课程需要持续四到五年，尽管时间很长，但更适于人脑开发。逐渐地，华德福学校发展为全球规模最大的私立学校，总数共计约400所，其中位于美国的大约有90所。

在养育孩子期间，我遇到了其他的年轻家长，他们也正为孩子的教育问题发愁。因此，我们成立了一个学习小组，每周开一次会，在各家轮流举行。这种模式维持了两年，后来，我们商量创办一所家长经营的华德福学校。那时，我们在佛蒙特州谢尔本的一所教堂里租了个场地，将其命名为"尚普兰湖华德福学校"，雇了一位幼儿园老师。创办伊始，我们的女儿凯莉就进来学习了。

此后，一系列奇迹相继发生。有个创始家族捐了一块林地，我们可以在上面建学校。此外，我们还从北美华德福学校协会获得了建筑贷款、指导和咨询。我记得几次周末工作会议时，我们给学校的地面铺上了水泥，以便孩子们在寒冷的冬天也能保暖。其中有位家长是承包商，他为这个项目贡献了很多时间和专业知识。我们所有人齐心协力，共同建成了这所美丽的学校。该过程充满魔力，多年来学校不断发展壮大，还成立了新的分校。这项成功的事业是我最引以为豪的成就之一，在我与世长辞之际，它将成为永恒的贡献与遗产。

完成了创建学校的任务，我和谢丽尔决定搬到乡下。我们卖掉这里的房子，去了杰斐逊维尔。那儿有个走私者峡谷滑雪度假村，我们在山麓小丘上买了栋农舍。下一章将讲述这场冒险之旅中的考验和磨难。

13. 佛蒙特州杰斐逊维尔

（1986—1987）

杰斐逊维尔是个农村社区，位于埃塞克斯以北大约25英里处，距离伯灵顿7英里。沿途风景优美，尤其是沿着安德希尔到杰斐逊维尔的普莱森特瓦利路蜿蜒穿过格林山脚下的农田。我们的工作地在埃塞克斯强克逊，上下班通勤有点远，比我们预期的还要费时。我们买的农舍原本隶属于一个大农场，只不过农场主把这10英亩的土地分割了出来。同时，农场主还有栋现代化的房子，占地面积更广，留着退休时住。农舍的布局如下：首先，有个可以容纳40头牛的牛棚。其次，有个马车房，可以直接看到走私者峡谷的滑雪道。二楼是宽阔的松木地板，铺着一层油毡，但有一处破损，通过洞口可以看出底下是块硬枫木地板。这栋房子潜力很大，我和当地银行签了过桥贷款[1]，这样一来，在埃塞克斯的房子被卖掉前，我们就有钱改造这栋房子了。

谈及改造工程，我们雇了一个承包商。本来房子的墙壁是板条和石膏墙，改造后，都大变样了。任何拆除过板条和石膏墙的人都知道这项工作有多麻烦，因为它要用大锤打碎石膏，然后拉下板条去够立柱。我们打电话给一家垃圾处理公司，订购了一个建筑垃圾箱。没想到的是，箱子巨大无比，从卡车上卸下来时，我们惊呆了，感觉根本不可能把它装满。但结果却是，它被装得满满当当，因为建筑垃圾太多了，包括灰泥、板条、旧电线、腐烂的木头、油毡地板、旧橱柜，以及各种琐碎的垃圾。在这些改造项目中，有一项是拆除黑暗沉闷的前廊，让阳光照进室内。我们把餐厅通向门廊的门换成了一扇巨大的落地窗，透过它可以直接看到滑雪场，用双筒望远镜甚至可以看到莫尔斯山、斯特林山和猛犸象山的滑雪道。

房屋改造是个大工程，我请了不少假来监工，但快要收尾时，承包商和他的工作人员却不见人影。我推测，他们不想处理这个项目最脏的工作——打磨枫木和松木地板。

1　过桥贷款指在企业的贷款到期之后没法偿还，需要向担保公司借一笔钱过渡一下，等银行重新把贷款审批下来后，再用于还担保公司的钱，从而避免企业贷款出现逾期。——编者注

幸运的是，我用过鼓式砂磨机，可以靠自己的力量来完成。同时，由于我们和承包商签订了合同，可以起诉他违约，最终我们打赢了官司，也算是得到了一丝丝慰藉。值得一提的是，有了新的入口、新的厨房和浴室、二楼卧室的天窗、闪亮的木地板，再加上窗外的美景，这简直就是梦中情屋，完全上得了杂志封面。我们给房子取了个亲切的昵称，叫"冬日暖阳之家"。

当然，改造房子耗费了许多血汗和泪水，我们自然也有所收获。因为住在滑雪场的脚下，我每周都能抽出两天时间带着女儿滑雪，这样谢丽尔就有空准备她的心理医生执照考试了。虽然我在1980年获得了佛蒙特州的心理医生执照，但谢丽尔还没有，她是咨询心理学硕士，可以考取相应执照。在美国，要获取心理医生执照，大多得是博士学位，仅有两个州面向硕士，一个是西弗吉尼亚州，另一个是佛蒙特州。谈及佛蒙特州，它地处偏远乡村，教育条件落后且吸引力低，心理学博士很稀缺，因此没有足够的医疗服务者。于是，该州降低了心理医生执照的开放条件，硕士水平的心理学家和心理治疗师也能申请，以此满足人们对心理健康服务的需求。房子改造完成后的几个月，我和谢丽尔达成了以下协议：每周抽出两天的时间，我带着两个女儿去走私者峡谷幼儿园，教她们滑雪。当时，我们的大女儿不到5岁，小女儿不到3岁，需要人照顾，我负责照看她俩，谢丽尔就能集中精力准备考试了。引以为豪的是，她第一次就考过了。要知道，心理学执业考试很难，很多人连考两次都没过。

外出游玩时，我把两个女儿领到初级滑雪道上，教她们怎么滑雪。我自创了"伯特和厄尼方法[1]"：在两个滑雪板上分别粘贴伯特贴纸和厄尼贴纸，然后借用两个小C形夹和一段橡胶管，将两个滑雪板的尖端连接在一起，这样就形成了永久但灵活的扫雪机位置。她们按照我的指示，学习转弯时，交替着将重心放在伯特或厄尼滑雪板上。为了使她们爱上滑雪课，我尽量讲解得简单些，还费尽心思哄她们开心，比如打包诱人的午餐，还买了热巧克力饮料。上天不负有心人，我的努力终于得到了回报：小女儿莉亚在高中参加了北欧滑雪队的比赛，大女儿凯莉成年后也开始教自己的男朋友滑雪。

来到杰斐逊维尔的另一个好处是，作为心理学家，我进入了拉莫伊尔县的学校系统，包括杰斐逊维尔、约翰逊、海德公园、弗莱彻和伊登的几所农村学校。在这些学校里，很多学生都有情绪、行为或智力问题，影响了自身学业进

1　伯特和厄尼：动画片《伯特和厄尼的神奇冒险》中的两个主人公。——译者注

步，所以我定期来给他们会诊，由此赢得了他们的尊重。这份私人工作非常称心，我持续了多年。

我们来到这里后，来自圣莫尼卡的朋友巴里和莫伊拉也来了，并在贝尔维迪尔镇附近买了栋房子。这样，我们就能共度欢乐时光，尤其是能在走私者峡谷州立公园一起滑雪了。如前所述，巴里是我生命中的一个天使，作为一名专业滑雪者，他非常乐意指导我。而我作为一个热爱运动的人，对滑雪并不陌生，很快就入了迷。第二天，我就去滑雪商店买了套装备，打算和他上山滑雪。几年后，我成了一名滑雪教练，周末去糖枫滑雪度假村工作，我不仅能在这里滑雪，还不用支付每天100美元的门票，而且每天都能收到一张随时使用的当日通行证。巴里和我经常相约滑雪，并在滑雪缆车上讨论佛教。和他的谈话激发了我的灵感，促使我写了处女作《与恐惧共舞》，于1994年出版。

几年后，我对滑雪的热情与日俱增，便叫上谢丽尔一起去了法国。我们来到夏慕尼山谷的梅杰夫小镇，下榻于一家古色古香的酒店。虽然美国也有山，但法国的阿尔卑斯山连绵不绝，通过起起伏伏的陡坡，滑雪者能够从一个城镇滑到另一个城镇。这次旅行的亮点是从海拔3000多英尺的南针峰开始，沿着冰川滑道滑行了20公里，耗时整整一天，中途只有一家餐馆，可以停下来吃顿午餐。

尽管住在杰斐逊维尔有很多好处，但毕竟是乡下，交通闭塞，生活不便。这里距我们的工作地埃塞克斯25英里，距伯灵顿7英里，去哪儿都要开车，路上要耗费大量时间，根本没多少时间享受居家时光。除了吃的，要买任何东西都得去伯灵顿，最近的保健食品店也在伯灵顿，车程需要一个小时。因此，在搬来这里几个月后，我们就意识到这里不适合，当初就不该来，应该等到退休后再来。但事已至此，我们怎么才能回归都市呢？

要走就得把这里的房子卖掉，但短时间内可能无法回本。大多数潜在买家都会投资伯灵顿地区。众所周知，那里的教育资源优质，商品和服务便捷。我们认定了没法回本，但好在我眼光敏锐，想了个方法避免损失。我想，如果我们把房产细分为两部分：包括房子在内的一部分，以及包括牛棚等空地在内的另一部分，这样就能提升土地价值。我们可以把房产分卖给两个买家，或者以更高的价格整体出售。我们雇了名测量员划定两块地的面积，并在镇上做了登记。最终，我的想法奏效了。有一对来自波士顿的夫妇，他们正在寻找能容纳马匹的家，便买下了我们的整个房产。这再好不过了，简直完美！

房子卖出后，我们就签约在威利斯顿建一栋房子。这是座历史老城，距离伯灵顿市中心不到20分钟的路程。我们仔细调查过了，新住址的学校系统非常好，从幼儿园到中学，校长都是来自蒙台梭利的教师，深谙华德福教育理念。

在杰斐逊维尔进行房产交易时，我发现银行专员算错了账，但我没吭声。来到停车场后，我拿出银行给的支票，注意到数字不对，多付了我们2万美元。是的，银行出了岔子，我们白赚了2万美元。律师建议我们玩个游戏，立即将支票的钱取出来，看看银行怎么处理。办完后，我和谢丽尔出去搓了一顿，庆祝房子成功出售。回到家时，门前塞了张纸条，不久银行又派了几名员工来，说他们犯了个错误，让我们上午尽快回电话。我们打了过去，装聋作哑，当然我们知道需要退还多付给我们的钱。

完成交易后，我们开始打包行李，准备搬到威利斯顿。令人震惊的是，那里的新房子在13周内就建成了，恰逢杰斐逊维尔的房子卖掉。

14. 佛蒙特州威利斯顿

(1987—2012)

我们选择在威利斯顿安家，主要看在它是个历史悠久的小城，生活惬意，并且教育资源十分优质。在这里，有所威利斯顿中心学校，也秉持着类似于华德福的教育理念。从幼儿园到八年级，学生被分成不同的多级小组，称为"学习者之家"，每家都有自己的固定班级，称为"房子"，其中配有核心教师担任"辅导员"。在班里，学生和辅导员共同相处四年，以增进关系。在华德福教学法中，原则也跟这一样，只不过学生和老师在一起待8年。威利斯顿中心学校的学习环境非常开放和灵活，有不同的学习活动分区和教师办公室。

如同华德福学校系统，学生在威利斯顿中心学校上学的八年里没有分数。学校不会比较学生之间的成绩，而是依据特定的测量系统来评定学生自身的学习进度，每年两次。佛蒙特州教育部门制定了每门学科的年度学习目标，因此学校以此为基准，评估每位学生的学习进度，例如，五年级的学生在数学方面的进度为75%，或者三年级学生在阅读方面的进度为50%。开家长会时，学生也受邀参加，并在讨论中享有发言权。

每个班级都设有开放式座位区，环境安静且铺着地毯，与某些美洲土著青少年成年仪式中使用的地下冥想室相似，因而据其命名为"基瓦"。这里是班级的中心会议场所，也是学生做课堂展示的地方。学校鼓励所有学生以展示的形式来呈现学习成果，同时，也鼓励家长积极参与进来。展示内容都是基于同学、辅导员和家长的问题，由学习小组进行调查反馈，最终在课堂上进行呈现。在此过程中，展示形式发生了明显的进步，从传统的用海报和活动挂图的演讲到音乐视频和电脑动画演示。通过这样的小学和中学课程，学生能够从小掌握一些重要的生活技能。此外，通过上述练习，也大大有利于学生克服公开演讲的焦虑。要知道，很多人都患有演讲焦虑症，这是最常见的恐惧症之一。

我自始至终都对教育有着浓厚兴趣，并且创建了一所尚普兰湖华德福学校，而威利斯顿中心学校的教育方法与我的价值观完全契合。这些价值观可见于威利斯顿中心学校的使命宣言：

我们相信，每个人，无论年龄或经历如何，都有学习的能力，每个学习者都能掌握为社会做出贡献所必需的行为、技能和知识。威利斯顿中心学校的使命是培养有能力的学习者，他们需对自己的学习有清晰的理解和把握，有积极的自我概念和全局理解，并获得成为终身学习者的行为和技能。

——《使命宣言》，威利斯顿中心学校，1994

威利斯顿小镇的吸引力如此之大，还要归功于它开放的户外空间和众多的娱乐场所。在学校后面的游乐场，有条平坦的铺砌小路，非常适合滑旱冰和慢跑。这条小路铺好时还没被发现，我常会去那儿跑上几圈。有几天，尤其是在寒冷干燥的天气里，除了我之外，就没有别人经过。该镇也是骑自行车环行的绝佳起点，从这里出发，穿过附近城镇，如里士满、琼斯维尔和耶利哥，沿途起伏的山丘和格林山脉的壮丽景色尽收眼底。我最喜欢的路线是沿着威努斯基河环行，来回12英里，最后爬过一个斜坡，再回到高原上的威利斯顿小镇。威利斯顿还毗邻易洛魁湖，那里非常适合划船。我们有四艘小船，为此我特意设计并制作了一个拖船架，挂在我们的车上，方便运船到湖边玩。当我们来到湖上划船时，像极了一群在戏水的鸭子，好不热闹。

我们所在的小区共有9户，是个新的开发项目，名为"海龟池"，离威利斯顿中心学校只有几步之遥。事实上，小区里有个池塘，每年至少有一只海龟从水里爬出，体型非常大。说到小区的房子，除了有一户正在售卖，其他几户都还没建成，因此我们是首个搬进来的。我们赶上了最早在这买房的时机，希望以后这里的房子能大幅升值。住进来后，我们依着自己的需求和曾经的住房经验，自主地打造着这个新家。就这样，在海龟池路10号，我们一住就是27年，我们的孩子直到长大后仍对这里一往情深。

这里住房占地一英亩，因此我要忙着维护景观、修剪草坪和常年蔓延的树木和野生灌木丛。每当干这些活儿时，我就当作在"冥想"，跟家人说"我要出去做除草冥想了"。这时，我会戴上消音耳机，一边听歌一边除草，享受着专属自己的户外时间。在小区，我们家的草坪成了众人艳羡的对象。后来，我把它打造成了娱乐场所，凯莉在这里举办了成人礼的庆祝活动，丽雅也在这儿办了婚礼招待会。

孩子们小的时候，我给她俩建了块沙地，可惜后来被几只野猫发现破坏掉了。此外，我还为她俩做了个树屋，里面有单杠、秋千和梯子，梯子径直通向一个木瓦屋顶和拱形窗户的小房子。

辗转于埃塞克斯、杰斐逊维尔和威利斯顿在内的15年里，我一直担任心理治疗师一职，在埃塞克斯强克逊设有办公室。马克和朱迪思是我的商业伙伴，我们都是心理学家，并且年纪相仿，有着相似的价值观和世界观。随着业务的增长，我们又引进了两个合伙人，其中一个是我指导过的实习生，他在佛蒙特州获得了心理治疗师执照。我们起草了一份20页的合作协议，每个人都购买了公司的股份，然后共同买了块地皮来建造办公楼。地皮上原本是栋破旧的老房子，我们把它推倒后，改建成了6000平方英尺的办公楼。楼内的一半空间被用于门诊心理治疗，下设十个心理咨询室、一个会议室和一个用于接待病人和等候区的大型开放公共空间。还有闲置的半数空间，我们租给了别人。

心理学家不需要很多医疗设备，但需要隐私和保密，因此治疗空间最重要的功能就是隔音，但这很难实现，所有的心理学家或治疗师都心知肚明。在装修心理咨询室时，我们煞费苦心地安装了隔音墙板和实芯门，并配备了地毯清扫器，甚至还在天花板上加了隔音层。装修完成后，办公室环境焕然一新，令人十分满意。高峰期时，包括我们5名合伙人在内，总共能有18名心理治疗师同时出席会诊。

但是好景不长，我们的合作关系随之出现了裂痕。要知道，诊所虽然能提供医疗和心理健康服务，但所需资金要依赖健康保险公司，而保险公司为了控制支出以实现利润最大化，提出了"管理式医疗"这一模式。该模式给诊所带来了不小的冲击，然而该如何应对，我们几个合伙人总是意见不合。健康保险公司打着提供优质护理的名义，开始要求患者在就诊前提前预约，更过分的是，在下次预约之前，来诊所就诊也有次数限制。起初，有个佛蒙特州最大的保险公司只批准就诊三次，如需后续治疗则要预约申请。然而，申请流程既费时又麻烦，很明显，保险公司无非是想阻止患者长期治疗。受利润驱动，健康保险公司进行了一系列暗箱操作，比如使批准过程变得烦琐、对需要长期护理的患者进行电话审查，以及保持报销率多年间平稳不变……在追求利润最大化的同时，要避免因拒绝医治而被起诉，保险公司设法找到了一种微妙的平衡状态。然而，作为医疗服务的提供商，我们诊所的压力骤增，并且对保险公司的信任也大幅下降。

健康保险公司和我们签订了供应商合同。有一次，我上网调查了他们公司高管的薪酬。这些工资是公开信息，没过多久，我就查到了。触目惊心的是，许多总裁和副总裁的工资都高达数百万美元！这些数字还不包括奖金、福利或高额的离职补贴。健康保险公司肯定要盈利，但以牺牲病人就诊时间和降低资金供给为代价，就太不厚道了。

因此，我们合伙人压力巨大，诊所也开始入不敷出。有的专家把"管理式医疗"称为"混乱的医疗"，而如何去应对解决，我们几个合伙人意见不一。随着冲突加剧，我们之间的矛盾达到了不可调和的境地，最终被迫解除了合作关系，分道扬镳。与此同时，我们把诊所卖给了一家医院。那段时期很像离婚，令我极为痛苦，备受煎熬。具有讽刺意味的是，购买诊所的医院向我抛出橄榄枝，准许我继续任职，并提供了诱人的薪水。在接下来的两年里，我在这家医院担任主管。

受童年创伤的影响，我自身敏感而孤僻，不喜欢被他人控制，尤其是处于权威地位的人。每当我比别人地位低时，比如面对上级主管或经理时，这一心理就格外明显。因为申请拒服兵役者而接受征兵委员会的面审时，也是如此。那个时候，我认为战争不道德也没必要，因此就不愿听他们呼来喝去。对我而言，要想在别人的领导下舒适地工作，则需要高度的尊重和配合，而在医院的顶头上司那儿，我却感觉不到这一点。正如在贝宁顿的心理健康中心工作时，某个首席执行官是我的上司，也令我极其不适。来到这里后，受制于这种上下级关系，我依然感到很不舒服。

本质上，这所医院是个官僚机构，尽管作为新上任的主管，但我讨厌向上级做汇报。我当然知道如何在职场中生存，如何游刃有余地工作，如何和同事们打成一片，但我更喜欢自己做主，独立思考。无论在工作上还是私人生活中，我都不想受制于人，比如，我还参加过民权游行和反战示威。可以说，在这一方面，连我的父母也起到了榜样作用，在他们离婚之前，也崇尚自主和真理。他们是社区组织者，在阿姆斯特丹的房子里建了一个合作社，人们可以来这儿自由地购买牛奶、鸡蛋、黄油、面粉和糖等基本生活用品，而不用购买连锁超市的加价商品。

我上大学时就暗下决心，想要建立自己的私人诊所，以此掌控自己的职业生涯。因此，毕业后，我前期先在医院和心理健康中心工作了大约12年，有了足够的信心，并获得了必要的商业管理技能。后来，正如在第一章中所提到的，精神病学家和房地产投资者大卫·法斯勒邀请我开展合作，于是我便去了伯灵顿的顶级海滨大楼。这栋楼位于名副其实的莱克街。我所在的办公室有扇大窗户，放眼望去，可以看到尚普兰湖和纽约州湖对面的阿迪朗达克山脉。凝视窗外时，我才发现，自己原来已经走了这么远，已经从童年时受尽折磨的贫民窟里挣脱了出来，成了一个更成熟、更有成就的人。

我的新办公室是个套间，后来发展为佛蒙特州焦虑护理中心——这还是我给起的名字。在这儿工作还有个好处是，办公地点距离佛蒙特大学和尚普兰学院都只有几步之遥，距离转诊病人所在的圣迈克尔学院也只有很短的车程。此外，距离这里几个街区之外，还有个教堂街市场，长长的走廊用砖砌而成，设有餐馆、美术馆和精品店，是人们聚会和购物的天堂。在该市场最前面，有座弗林剧院，修建得非常华丽。要知道，同样是文化汇聚中心，在纽约那样的大城市，我经受了不少的童年创伤。然而，来到这儿，我却可以悠然自得地欣赏音乐和戏剧，自然是妙不可言。初到佛蒙特州时，我们就对这座城市羡慕不已，因此花了19年时间，换了四栋房子，最终来到伯灵顿安家。

几年前，我在田纳西州认识了一个老妇人，她独自寡居，离汤姆夫妇住的地方不远。我经常去看望她，帮她做各种小修小补的活儿。她患有神经肌肉疾病，说话时，必须用手背托着下巴，然后发出高亢的嗓音。我永远不会忘记她最喜欢的那句话："你说，连梦想都没有的人，又怎么可能梦想成真呢？"我对这句话产生了强烈共鸣，以至于和谢丽尔筹办婚礼时，还把它印在了婚礼请柬上。如同亲手布置婚礼场地那般，我们也亲手设计了请柬，在手绘花朵的边框内，我郑重地写下了这句话："连梦想都没有的人，又怎么可能梦想成真呢？"回顾我搬到威利斯顿并在伯灵顿设立办公室后的生活，可以说，我正在实现自己的梦想：我有一个成功的私人诊所、一个自己设计的家、一群可爱的家人、一个天使般的灵魂伴侣和两个了不起的女儿。

当我离开医院准备自己创业时，我组建了一个私人诊所，拥有顾问团队，包括一名律师、一名会计师和一名财务规划师。这样一来，我不仅实现了当老板的愿望，还能够自己掌控职业生活。在创业的几个月时间里，我成立了佛蒙特州焦虑护理中心。

这个地方有两个得天独厚的优势，使我能够超越个人实践，从而创建起集体实践的心理治疗师培训中心。一个优势是，佛蒙特州缺乏儿童心理学家，因此我能够和健康保险公司签订合同，允许医生在接受督导的同时开展心理治疗。这就意味着无执照的心理治疗师可以在我的督导下提供服务，从而产生"三赢"的结果：对于新人治疗师来说，他们可以积累接受督导的时间，进而获得心理治疗师执照；对于我个人来说，在提供督导的同时，我可以赚得部分报酬；对民众来说，更多的佛蒙特州人可以享受到高质量的治疗机会。要知道，找我看病的人很多，需要等很久，如果这些人愿意与我督导的心理治疗师合作，那么就能够快速地得到治疗。绝大多数病人都选择了这种安排。另一个优势是，只有心理学博士和医学博士才有资格承担督导责任，因此我的诊所效益非常好。

有消息称，从心理学、临床社会工作、婚姻和家庭治疗，以及心理健康咨询专业毕业的心理治疗师——如果对私人执业感兴趣——可以在佛蒙特焦虑护理中心接受专业执照所需的督导。事实上，我的许多实习生都选择了留在这里，是因为这正是他们渴望的工作环境。如果不留在这里的话，去到如战壕般的医院，那境况可就截然不同了。当然，毕业后去往医院，是多数人的典型选择，例如，我曾经在三个不同的社区心理健康中心工作了12年，攒够了充足的经验和信心后，才进入私人诊所。在佛蒙特焦虑护理中心，心理治疗师不仅可以获得临床经验，还可以获得商业经验，这可是大学课程中学不到的。

在实践过程中，我重点关注焦虑症问题，写了首部关于焦虑的书，名为《与恐惧共舞》。同时，我也去往各国开设讲座，讲授这个主题。从古至今，焦虑都是影响人类情绪的头号障碍。但是，作为焦虑治疗专家，我也害怕受这一身份的制约，万一只有焦虑症病人前来问诊，而缺乏其他心理疾病的患者呢？好在结果恰恰相反：由于人们认可我是焦虑症专家，还会询问了我在其他心理健康状况方面的专业知识。此外，几乎在所有的心理健康和医疗情形中，都暗含焦虑症的身影。因此，我可以广泛地处理各种病症，包括抑郁、关系问题、医疗适应、退休问题、儿童行为问题、学生学业困难问题、性别认同问题和饮食失调问题等。

为了创办佛蒙特焦虑护理中心，我又招了几名治疗师。我所在的办公室是个套房，含四间诊疗室，但不到一年，就挤满了实习生。为了更好地提供治疗，我们需要更大的办公空间。在办公楼的旁边，有个配备七间办公室的套房，因此我们搬了过去。我记得我雇了个搬家公司，工人们把家具装上卡车，开着它穿过停车场，然后再卸下来，全程令我目瞪口呆。当然，相比于一件一件地用手推车或滑轮车搬运，这种搬运方式显然更高效。

新的办公楼位于历史悠久的老厂房中，仍保留着原始的柱子和横梁，以及14英尺高的天花板，因而别具一格。为满足心理实践需求，我们请了一位室内设计师，她提出了不少令人惊叹的功能，比如：在等候区，为保护儿童和成人隐私，用涂有粉末的柱子来打造玻璃隔墙；安装绿色玻璃吊灯；设立花岗岩接待台；在公共区域的墙壁镶上榫卯缝合的樱桃木板。为了掩盖诊疗室的交流声，我们添加了一个音响系统以播放背景音乐，把四个扬声器安装在喷砂柱的高处。透过公共区域周围的有机玻璃窗，充足的阳光洒进来，因此我们在这片空间里摆满了喜光植物。综合看来，大楼的布置十分经典。

随着实习生越来越多，新的办公室也人满为患。于是，我启用了二楼的一个套房。该套房有九间办公室，以前属于一家抵押贷款公司，它给我们投资了木质镶板和漂亮的接待区等便利设施。与楼下类似，这层楼的天花板也是14英尺高，我们再次请来了室内设计师来打造。有些地方复刻了楼下的设计，比如等候区的柱子和音响系统，同时还采纳了设计师对壁灯和吊灯如何选择，以及办公室油漆颜色的建议。这又是个优雅而放松的专业办公室，面向尚普兰湖的伯灵顿海滨，位于绝佳的黄金地段。

随着时间的推移和业务的拓展，我们又纳入了相邻套房，含两间办公室和一间大会议室，这些房间曾经是我们已经在用套房的一部分。新增套房的窗户有8英尺高，可以俯瞰尚普兰湖和纽约州的阿迪朗达克山脉。一些熟悉商业地产的人说，在整个佛蒙特州不敢保证，但至少在伯灵顿，我们拥有着视野最好的办公楼。

诊所日益壮大，而我对它的原名——佛蒙特州焦虑障碍中心，并不十分满意。问题在于"障碍"这个词。我不认为焦虑是种疾病，甚至是种障碍，但名字应该怎么改呢？过了很长时间我也没想出来。对于患者来说，每当他们走进或经过诊所，看到"障碍"两个字，也感觉十分不快。于是，我邀请员工们一起出出主意，但最终也都束手无策。后来，直到一个标志性事件的发生，才解决了这个难题。那天，在长岛，我给心理健康专家讲授关于焦虑的讲座，就像两年前我刚来这儿做的那样。结束时，四五个心理学家走向我，递给了我一支笔。起初，我以为他们是想象征性地表示感谢，但他们却说："这不仅仅是一支笔。"他们解释道，两年前，受我的启发，他们开始了一项专门治疗焦虑的实践，并成立了实践中心，其名称就在笔上："长岛焦虑护理中心"。"护理"两个字令我眼前一亮。就在那一刻，电光石火间，灵感来了，我想：对！把"障碍"改成"护理"！就叫"佛蒙特州焦虑护理中心"！回到诊所后，我马上召开了员工大会，宣布了这个名字。听到后，大家也激动不已，深表赞同，都觉得"护理"这个词代表了我们医疗工作的价值体系。于是，我们修改了徽标和标牌，更新了网站，并订购了刻有新名称的办公用品。

回顾诊所的成功，很明显，最重要的因素是选择了合适的治疗师。面试候选者时，我更关注他们的天性，比如潜力和品质，而非后天习得的经验。对新人治疗师来说，虽然扎实的培训和经验很重要，但同理心、同情心、热情、自我意识、沟通技巧、幽默感、职业道德、求知欲和关系建立技巧等更为重要，我对这些也更感兴趣。心理治疗师只有具备悲天悯人的情怀，也就是具备良好的品质，才能治愈他人。同样重要的是，他们还必须把这项工作当作人生使命。按照上述标准，心理治疗师得以遴选出来，进而接受培训和督导，就能够发挥出自身潜能，大展身手了。

在面试心理治疗师时，我给所有的申请者发了份文件，里面阐释了合适人选的要求。文件名为"我的督导理念"，内容如下：

佛蒙特州焦虑护理中心的临床和专业督导，首先是雇用本科以上的实习生，在我看来，你们有成为杰出心理治疗师的潜力。这些潜力暗含着个人品质，如自我意识、学习和成长动力、职业道德、沟通技巧、同情心、对健康的高度重视，以及对私人执业的兴趣。

在接受督导的过程中，受训者将拥有诊疗机会，并结合我的评估反馈和意见建议，以充分挖掘出自身潜力。要想成功，你们需要积极主动、自信、诚实、开放和勇敢地反思自身和病人的状况。

这一督导理念的形成正是基于我个人成功的治疗风格模型，我会充分信任你们，让你们独立为患者问诊，之后我再进行督导讨论。与此同时，必须牢记，作为诊所的负责人，我得承担所有的道德或法律问题。因此，虽然你们可以独立问诊，但必要时我会介入，单方面做出决定和指示。

在过去的45年里，作为一名执业心理学家，我在心理学研究生院、心理健康中心、医院和私人诊所担任过许多督导职务。我致力于心理学和咨询专业，认真负责地为新人提供督导，进而帮助他们成为合格的临床医生、心理咨询师、教育工作者和研究人员。

攻读临床心理学博士学位时，我在旧金山锡安山医疗中心精神病学系实习，研究方向是精神分析。我的督导取向也能够反映出精神分析疗法，因为我关注治疗师反移情的问题、信任在治疗关系中的重要性、行为背后无意识动机的作用，以及洞察力和自我意识的变革力量。

在临床实践和撰写焦虑主题的书籍的研究过程中，我又吸收了认知行为疗法。在督导时，我重视改变思维模式和整合特定疗法，包括正念放松、压力管理、良好的健康习惯（营养、睡眠、锻炼）和人际交往及沟通技巧。总的来说，当有明确的目标和切实的计划时，治疗最有可能成功。

曾经，我在田纳西州纳什维尔的范德比尔特肯尼迪中心实习，负责儿童心理健康问题，获得了大家的广泛认可。问诊时，我鼓励心理治疗师去考虑患者的家庭和文化背景，并问询其他的关键信息，比如家长、学校系统、医疗保健提供者和相关机构等。

读博时，我研究的临床心理学项目具有人文主义倾向，这影响了我的治疗和督导风格。在我看来，心理治疗师应该尊重每位患者的独特性、个人优势和能力，应该心怀善意、为人可靠、积极倾听和甘于奉献。

作为耶鲁大学心理学专业的学生，我具备实证思维能力，发表了首篇研究报告。后来读博时，我也发表了关于认知方式的论文。由于这些经历，我更加重视起临床实践。当然，也有心理治疗研究表明，治疗关系比实践经验更重要、更有效。

提供督导时，我鼓励心理治疗师对治疗进展进行非正式和正式的评估，这可以通过评定量表以及提出评估问题来完成，例如，"你认为你现在的治疗水平怎么样？""你觉得自己实现了治疗目标吗？"

美国心理学协会制定了《心理学家道德准则》(*APA Ethical Principles of Psychologists*)，而你们必须熟知这些内容，并且要结合病例具体问题具体分析。此外，对患者进行问诊时，你们还要履行州法律规定的义务。

从实践的角度来看，我会定期与所督导的心理治疗师进行私人面对面会谈，同时每周开展小组督导会谈。督导方式包括：病例介绍和讨论、临床记录审查、外发信件的审查和共同签名，以及与患者互动的观察。所处理的问题包括：

◎ 临床记录标准

◎ 与其他资源（家长、学校、医生等）协调护理工作

◎ 诊断

◎ 治疗方案

◎ 反移情问题

◎ 疗法和取向

◎ 临床实践中的道德问题

◎ 适用于临床实践的州法律（例如，告知义务、提醒义务）

◎ 临床实践的商业问题

◎ 继续教育问题

在佛蒙特州焦虑护理中心工作的20年间，我还活跃于演讲活动中。我四处奔波，举办研讨会，为治疗师、特殊教育教师、学校辅导员、任课教师、学校管理人员和其他人授课讲学。在一系列研讨会中，最受欢迎的主题是儿童和青少年的焦虑治疗，针对该主题，我写了《忧虑的孩子》（ *The Worried Child* ），以及后来的《儿童和青少年焦虑症临床医生指南》（ *The Clinician's Guide to Treating Anxiety in Kids and Teens* ），前者是为临床医生和普通大众编写的，而后者则专门针对心理健康专家。

平均来看，我每年会去30个城市，通常每月去3个。我无数次地踏足美国各州，加拿大各省也仅剩一个还没去过。很幸运地，我受邀前往了不少令人惊叹的地方，比如：夏威夷（3次）、不列颠哥伦比亚（3次）、阿拉斯加（2次）、新斯科舍（2次）。对于美国本土，有几个州我特别喜欢，也都去了，比如加利福尼亚、佛罗里达、亚利桑那和新墨西哥。我还去过新奥尔良、圣地亚哥、旧金山、弗拉格斯塔夫、阿尔伯克基、陶斯、凤凰城、博尔德、温哥华、哈利法克斯、西棕榈、明尼阿波利斯、达拉斯等城市。我甚至在古巴哈瓦那的国际会议上讲授了一周的课。演讲途中，要是想看看风景，我就会带上谢丽尔一起，多待上几天。总的来说，我已经开了至少500场研讨会，坐了至少600趟飞机。对于一个遭受童年虐待、焦虑不安、自尊心动摇、不知道如何逃离"地狱厨房"的受害者来说，我深感荣幸，因为我在旅行中看到了更广阔的世界。

此外，旅行途中，我也大饱口福，品尝过阿拉斯加最新鲜的三文鱼和帝王蟹、奥马哈最名贵的牛排、缅因州和马萨诸塞州科德角最美味的龙虾。有几年，我在科德角学院暑期授课，为期一周。学院给了我丰厚的报酬，包括一栋大房子，因此我可以带着妻子、女儿、女婿和外孙们一起来度假。受益于演讲活动，我也得以摆脱佛蒙特州漫长寒冷的冬天，去到阳光普照的佛罗里达、南北卡罗来纳、得克萨斯、亚利桑那、新墨西哥和加利福尼亚。

曾经，我找了份邮轮讲师的工作，这个工作类型属于"充实生活"，不同于通俗意义上的邮轮娱乐。在去往加勒比海的游轮上，我做了5次讲座，每次持续1小时，条件就是谢丽尔可以同我免费乘坐游轮。在船上，我讲了某些主题，比如如何在游轮假期后保持放松、冥想、初学者瑜伽和压力管理技巧。我们迷上了游轮，每年都会预订去东加勒比海或西加勒比海的游轮度假。我们参观了圣托马斯岛、圣约翰岛、圣马丁岛、安提瓜岛、马提尼克岛、波多黎各岛、圣克罗伊岛、海地岛、圣基茨岛、牙买加岛、圣卢西亚岛、巴巴多斯岛、阿鲁巴岛、科苏梅尔岛、巴哈马群岛和开曼群岛。在这些岛上，几乎都有丰富多彩的街头市场和令人惊叹的海滩，有的还潜藏着绚丽多姿的浮游生物，令人如痴如醉。

我的演讲内容，与我的著作和临床实践相吻合。我的临床实践、书籍和演讲业务之间相互协同：临床实践给了我书写的灵感，书籍使我在演讲时具备可信度，同时，演讲带动了图书销量的增长。因此，作为心理学家，我的收入来源包括治疗费、演讲费和图书版税。此外，我的一些研讨会被录制下来，作为继续教育产品出售，这进一步增加了我的收入。

演讲活动使我走遍了北美，但我从未有机会在欧洲授课。然而，上大学时，我曾去欧洲度假8周，仅获得250美元的退税。我参观了伦敦、巴黎、阿姆斯特丹、慕尼黑、马德里、威尼斯和其他城市。在德国高速公路上开着租来的雷诺汽车，那里没有时速限制，我至今记忆犹新。即使我以120英里/小时的速度行驶，其他汽车也会飞快地超过，消失于后视镜中，只剩车身擦拭而过留下的疾驰声。那时我还很穷，为了维持微薄的旅行预算，我啃了很多面包和奶酪，偶尔搭配西红柿充饥。

现在，我的经济条件改善了，可以阔绰地去到欧洲演讲，和谢丽尔一起去欧洲滑雪。我们的女儿已经长大，可以自己在家待着，由保姆照看。保姆名叫丽莎，很年轻，有驾照，如同孩子们的姐姐。我觉得，一家人要分离时，父母往往比孩子更不舍得。尽管只有短短一周，但在出发之前，我们还是做了很久的准备工作，包括安抚女儿和我们自己。抵达欧洲后，我和谢丽尔体验了难忘的滑雪冒险。

关于我们的两个宝贝女儿，她们自幼在威利斯顿的家中长大。从威利斯顿中心学校毕业后，她们去了尚普兰谷联合高中——这是一所为临近几个城镇开设的公立高中。莉亚加入了北欧滑雪队，当上了副班长，之后还成为优秀毕业生代表。当然，凯莉在高中时也毫不逊色，她在美国和平学院的征文比赛中胜出，并在华盛顿接受了颁奖；在英语老师的带领下，参加了去往希腊的学校旅行；成了高中戏剧表演的舞台工作人员。高中毕业后，她们俩都考上了大学：莉亚去了佐治亚州亚特兰大的埃默里大学，凯莉去了弗吉尼亚州的里士满大学。

但是，当她们还在上高中时，我就为钱发愁了，想着怎么才能供她们俩上大学。后来，有天晚上，一位大学财务规划师来高中作报告，我们参加了。到达现场时，我俩还以为来错了地方，周围全是学生，只有我和谢丽尔一对家长！规划师名叫杰克·特雷纳姆，自己经营着理财规划的业务。他得知我为孩子们的大学费用发愁，便主动帮忙，利用我们的房子申请到了抵押贷款，一下子就解决了我们的后顾之忧。随后，当我成立心理学中心时，也邀请他加入了我的团队。考虑到从他那儿学到的知识，毫无疑问，杰克是我生命中的天使。他不仅是个金融天才，还精通计算机技术，因此我向他请教过很多技术问题，比如购买电脑、手机、苹果平板电脑、应用程序、演示设备，甚至是电视和家庭影院。此前，为尝试这些新科技，他花了不少钱，我便调侃他："我给你支付的这些咨询费，就当是填补下你的亏空吧！"

从杰克那儿，我还学到了另外一件事，那就是：面对别人时，永远保有热情的态度。每当走进他的办公室开会或咨询时，他都会饱含热情，并大声呼喊我的名字"保罗"。他似乎总是很高兴见到我，这让我觉得自己很特别。受此启发，我对自己说："面对病人和实习生时，我也要这样做，要让他们都感到心里暖暖的。"直到今天，我仍友好并热情地向所有与我共事的人问好。

多年之后，当我的两个女儿要结婚时，我又感到捉襟见肘，不知怎么应对。这时，杰克再次帮了忙。伴着现场乐队、美食、露天酒吧、装饰和令人难忘的仪式，我们举行了两场美丽的婚礼。两场婚礼都在博尔顿谷的池塘边举行，这里风景如画，可以通往山谷的滑雪度假村。婚礼现场是一座大型的阿迪朗达克风格的建筑，中央设有石头壁炉，可以俯瞰池塘和佛蒙特州的格林山脉。在朋友弗雷德的帮助下，我在他的地产上砍了些白桦树，以此建造了一个独具特色的彩棚。棚子用四根柱子支撑，呈开放空间，盖有布屋顶。在犹太婚礼上，彩棚用来代表新婚夫妇将共同建造的家，其历史可以追溯到亚伯拉罕的开放式帐篷。婚礼上的这个彩棚，是用天然材料制作而成的，如同精妙的艺术品，其中所有的部件都有编号，还可以用钻头和不锈钢螺钉拆卸下来重新组装。我们已经把它借给了其他几对犹太夫妇，被用于室内和室外婚礼。弗雷德和我都近乎完美主义者，因此我们俩建造的彩棚可谓是一件杰作。

我的两个女儿——莉亚和凯莉刚出生时，给我带来了很多快乐，后来她们长大成人，也渐渐为人父母了。与我小时候不同，我们现在的家庭美满和谐，家人亲密无间，经常相互表达爱意。在她俩童年和青少年时期，我们没有过明显的冲突或行为问题，这段人生旅程忙碌但平稳。后来，她们要离家上大学，令我又喜又悲。我之前没有意识到，随着年龄的增长，每个人都要离家上大学，我也是，我的女儿们也是。慢慢地，她们或许不会再回家了。她们正在步入人生的下一阶段，积极自信，雄心勃勃。

但我很想她们，要是一个月不见，我就心绪不宁。于是，我和谢丽尔经常去看她们。凯莉在里士满上学，我们就驱车650英里去那儿，有时只是为了看她打比赛。其实，听到凯莉加入滑雪队时，我惊呆了，因为她通常周末在家睡到很晚，并不是典型的运动强将。然而，滑雪队在清晨5点30分就开始训练了。莉亚在亚特兰大上学，我们就乘飞机去看她，抵达世界最繁忙的机场之一——亚特兰大哈兹菲尔德—杰克逊机场，再坐四站地铁就能到。有几次，在看望了凯莉后，我们直接驱车去找莉亚。也就是说，从佛蒙特州开到里士满，在650英里的基础上，又开了530英里来到亚特兰大。那些年中，我们的汽车行驶了超10万英里：一辆二手沃尔沃650涡轮旅行车，5缸，在汽车杂志上被称为"时速150英里的家庭运输车"。这辆车通体呈深紫色，闪耀着紫水晶金属的光泽，镁合金车轮华而不实，吸引着无数的爱车人士。

在威利斯顿，我生活了足足27年。这是我人生中待过时间最长的地方，也历经了很多深刻的冒险。但是，时间的脚步不停向前，过去也终成往事。孩子们在波士顿成家立业后，我和谢丽尔就得开启新的生活了。莉亚获得了临床社会工作的硕士学位，嫁给了菲利普，在一家心理健康中心兼职。凯莉在一所非营利组织中步步高升，成为犹太教徒波士顿办公室的主任，代表犹太教徒在波士顿等地区发声。

当孩子们迈向人生的下一阶段时，我们就成了老生常谈的空巢老人。我们不再需要持续地赚钱养家，而是拥有了更多自由去追求个人兴趣和爱好，把时间拿来弹吉他、社交和享受户外娱乐。如果不会熟练使用户外工具和设备，我会感到欣慰还是后悔？我自己也不确定。但是，在探索了几年之后，我和谢丽尔在佛蒙特州的南伯灵顿找到了一个颇具吸引力的地方，就此住了下来。下一章将详细介绍我在那儿的主要经历。

15. 佛蒙特州南伯灵顿

（2012—　　）

　　佛蒙特州南伯灵顿人口密集，与我们曾住过的贝宁顿、埃塞克斯、杰斐逊维尔和威利斯顿形成鲜明对比。它是佛蒙特州的第三大城市，也是本杰瑞冰激凌的初始总部。我把南伯灵顿称为郊区，因为它主要是住宅和通勤社区。但不可否认的是，它的各个方面正在飞速发展，特别是医疗设施、办公楼和零售店，如我朋友开的乔氏超市和健康食品店。此外，南伯灵顿也是佛蒙特州最大的购物中心的所在地。作为新兴住宅开发区，我们了解到有个独特的绿色农业社区正处于规划阶段，名为"南村"。

　　该社区位于220英亩的保护地上，旨在建造乡村风格的传统独栋住宅和联排别墅，同时保护70%的土地免受进一步开发。这里被指定为无化学品社区，其中有个农场和受保护的湿地。当我们发现该规划项目时，已经有四个旗舰住宅建成了，但是不久就被搁置了。究其原因，我相信一定是它太过前卫，人们当下还接受不了。其中，有栋联排别墅是样板房，用于展示房屋的实景效果，没有人住。样板房设有三间卧室、两间半浴室、一间带花岗岩柜台的厨房、一间带纱窗的阳光房和一个大型前门廊。在装修方面，壁板采用水泥板而不是乙烯基壁板，一楼主卧内含大型步入式衣柜，洗衣房同样为步入式，壁炉由瓷砖贴纸而成且壁炉架十分别致，主要地面都铺上了升级木地板。此外，还有9英尺高的皇冠造型天花板、实芯门，以及内置储物柜和书架。同时，它还带有车库，可停放两辆车，车库上方有个储物区。样板房的建造者是一对夫妇，他俩也是尚普兰湖华德福学校的共同创始人，我们都认识。样板房非常宏伟，正在出售，但价格超出了我们的预算。

于是，我想了个大胆而长远的主意：首先，希望房子能降价出售；其次，卖掉我们在威利斯顿的住房。房地产经纪人认为这简直是天方夜谭，卖家肯定不会同意的。因此，为了让他们放心，我承诺在60天内卖掉房子，如果失败，就自动退出。卖家和我是旧相识，我暗自希望他们念及这层关系，可以降价出售。振奋人心的是，他们同意了。

我又惊又喜，暗暗地想：我生命中的天使真是越来越多了。事实证明，这笔交易对卖家来说风险很低，因为不到一周，我们就卖掉了威利斯顿的房子。此前，我们对那个房子做了很多精细的装修，如今售价大幅上涨，产出也都得到了回报，使我们有钱买得起新家。

但是，对于样板房这个新家，我们存有一丝顾虑。尽管它很宏伟，但夹在另外两栋联排别墅之间，几乎没有阳光直射进来。正常来讲，房子的南边是阳面，能最大限度地沐浴阳光，但这里却被车库拦腰截住了。童年时，我常去魁北克劳伦森山脉避暑，因此酷爱户外和阳光。即使在阴天，我也总能通过光线强弱来判断是什么时候。别忘了，我的印第安名字是孙·达斯——追光者。长久以来，我们都坚持要阳光直射的房子，可当初看这个样板房时，太过流连它的质量和华丽，以至于把阳光这一要素都抛到脑后了。现在回想起来，真是悔之晚矣。的确，住进来后，我们心情低落，没过多久，就意识到不该买这栋房。由于阳光不足，在房子里种植物都很困难。于是，我们决定卖掉这栋房子，换个新的住处。

雪上加霜的是，我患上了一种痛苦的疾病，这种疾病随着年龄的增长在男性中很常见。为了抑制疼痛，我需要服用药物，但随之而来的副作用就是难以入眠。由于睡眠不足，我也没有精力继续锻炼了，而锻炼却是我过去30年来雷打不动的习惯。后来，为了治病，我大约花了两年时间，但那时我已经变得非常不开心了。这次医疗创伤给我带来了沉重的打击，也向我首次敲响了死亡警钟，这还不算气管切开术和9岁时两周的住院治疗。

样板房虽华丽，但没有阳光，显得像个黑洞，因此我们开始大范围地寻找新房子。这个过程不容易，令人垂头丧气，但在紧迫感的驱使下，我们还是坚持了下来。后来，令人高兴的是，南村规划了一个新的开发项目，地段很优越，东面是湿地，西面是农场。利用空地，我们可以建造一个新的太阳能住宅。开发商的代理人告诉我们，这块地还没卖出去，肯定是我们的。可是不久我们却得知，这块地已经卖给了别人，合同都签好了。无可奈何，我们的心沉了下去，这是我们生活中的至暗时刻。然而，奇迹般的是，那个买家后来突然退出了，土地又归了我们。得知此事时，我们马上付了定金，由谢丽尔亲手送到了代理人的办公室。终于，这块地是我们的了！

这次，我们又做出了一个冒险的决定：在卖掉现有的房子之前先建栋新的。我们满怀信心地开始了设计和建造，之后在这里度过了5年的时光。我们融合了从过往住过的房子中学到的全部经验和教训，尤其是那个暗黑的样板房，使我们对太阳的照射角度格外关注。我们安装了许多玻璃（共41扇窗户）、一个面向早晨阳光和湿地的窗台、一个带有深色黄铜五金件的实芯门，以及9英尺高的皇冠造型天花板。我在客厅的天花板上安装了环绕立体声系统，包含五台扬声器，并通过一个低音扬声器增强效果。在瓷砖壁炉架的上方有台56英寸的平面电视，我就把低音扬声器连接在那儿。由于我很喜欢烹饪，在设计厨房时，也倾尽了毕生所学。在二楼，有间独立的办公室，向东能看到佛蒙特州最高的山曼斯菲尔德山，向西能看到阿迪朗达克山脉，中间则是南村农场。每天早上醒来，透过卧室巨大的落地窗，冉冉升起的太阳清晰而刺眼，伴随二十四时的变幻，最终缓缓日落西山。设计房子是一件幸事，虽然涉及许多令人疲惫不堪的决定，但总体来说还是令人兴奋和满足的。

幸运的是，样板房很快就被卖掉了，正好赶在我们新家竣工的时候。马上就要入住新家了，但是入住这个新房子前，我们需要搬出旧房子。因此，我们找了个搬家公司，把家庭用品转移进了仓库，然后前往科德角，我在那儿的科德角学院教授为期一周的暑期课程。

在佛蒙特州生活的40年里，我前后买卖了6套房子，从中学到的一件事是：敢于冒险才能迎来好运。作为童年创伤的受害者，我总是尽可能地减少风险，规避任何未知的事情。我认为，要想冒险，就必须怀揣坚定的信念，坚信事情定会得到解决。创伤受害者通常很难信任他人，并且习惯谨慎行事，而我正是学会了容忍风险，才得以在房地产和生意方面大获成功。

20世纪70年代，第一代太阳能电池板问世，从那之后我就对太阳能产生了兴趣。我告诉自己，在未来，我也要入住设施完善的太阳能住宅。时光流转到了今天，在搬进新房子后的几个月内，我们就签订了安装太阳能系统的合同。在研究了太阳的照射角度后，我们发现屋顶可以吸收92%的日照量。值得一提的是，我们赶上了个好时机，因为佛蒙特州颁布了太阳能系统总成本30%的退税政策，这远比减税有利。此外，如果我们生产的电力用起来绰绰有余，还能把剩余电力高价卖给公用事业公司。当然，如果电不够用了，也可以付费购买，价格只低不高。最重要的是，该州宣布，装有太阳能系统的房屋不增加财产税。可见，太阳能融资的利率很低，而且可以免税，最后如果出售房子，贷款余额可以全部转移给新的买家。显而易见，这笔账不亏。如今，我非常自豪，能够住在太阳能供电的房子里。要知道，我从小生活在黑暗的六楼公寓，俯瞰着曼哈顿危机四伏的卡车路线，可以说，现在住过的这些房子是战胜创伤的一大标志。

搬来这里后，我住上了太阳能房屋，准备迎接新的生活。与此同时，我又开始弹起了吉他。上大学时，由于要写博士论文，我中途放弃了弹奏，但我打心底里知道，未来的某个时刻，我一定会重新拾起它的。2012年，"未来"如期而至，当时我的内心蠢蠢欲动，非常想弹吉他，并决定要全心全意地投入进去。当时，我的朋友弗雷德研究了市面上的所有品牌后，买了把马丁吉他。因此，在他的指导下，我也买了一把心仪的完美吉他，由此节省了大笔时间。我的选购标准有：琴颈必须比普通的要宽一又四分之三英寸；音色优秀；内置电子设备和调谐器；外观要吸引人。为了纪念我回归音乐，这把吉他必须足够特别，并且有投资效益，年头越久越能增值。选购过程中，我看了很多家的吉他，最后将搜索范围缩小到两家：一家是泰勒，另一家是马丁。这两家都是非常流行的吉他品牌，有几款令我一见倾心。但就个人喜好来说，我更偏爱马丁，因为它是家喻户晓的老牌子。马丁也因其独特的音色而闻名，并受到当代职业音乐家的追捧，如埃里克·克莱普顿和大卫·克罗斯比（和斯蒂尔斯、纳什和扬同属一个乐队成员）。

　　去店里选购的那天，正巧赶上了好时候，因为店铺合伙人杰夫刚去宾夕法尼亚州拿撒勒市的马丁总工厂进货，并带回了一把精美的、独一无二的定制吉他。初次弹奏时，我就知道，这是我梦寐以求的那把。它的琴颈由欧洲火焰枫木制成，珍稀程度可以说是空前绝后。琴身由异国情调的玻利维亚紫檀木制成，伴有桃花心木点睛，火焰枫木装饰背部、侧面和顶部共鸣板的衔接处。指板是黑檀木材质，音孔四周有着闪亮的珍珠玫瑰花结，内置电子设备，并在云杉共鸣板上画着旭日饰面。它的声音醇厚且颤音持久，虽然不像高端吉他那样浮华，但也绝对算得上是件艺术品。我还买了一个音频放大器，梦想着日后能在公共场合表演时派上用场。

自2012年以来，我几乎每天晚上都在弹吉他，熟练程度和艺术水平都有了显著的提高。我也开始上声乐课，授课老师曾称赞我说："你都这把年纪了，竟能有如此高的造诣，真是了不起！"自打重拾吉他后，我每周都开车去佛蒙特州的耶利哥，找弗雷德一起弹琴。通常在周六下午，我们会进行振奋人心的精神对话，然后再上音乐课。在我们身后，丛丛树林昂然挺立，面向开阔的田野，这样的地理优势造就了一个天然的原声露天剧场。这几周，我最开心的事就是来到这些地方弹吉他。弹吉他本身也是种治疗方式，极大地提升了我的自尊心。逐渐地，我壮起胆子开始在公共场合演奏，有一天晚上，我在佛蒙特州斯托的一家餐馆表演。后来，新冠疫情突发，所有商户都关闭了，我的演奏活动也被迫中止。然而，我已经写了十首歌曲，编好了乐谱和歌词，并且还获得了两个音乐家的支持，希望有天能够录制下来。

就在我走向人生和事业巅峰时，突如其来的疫情打破了这一良好局面，并且身体疾病也将我推向了死亡的边缘。其实，经过一生的教育、辛勤工作和生活，我已经收获了足够多的安全感和成就感。说实话，就在我因遗传性心肌病住院的几个月前，我建立好了可撤销的信托，更新了遗嘱和预先指示，甚至选好了生命结束时安息的墓地。可以说，所有事情都进展得有条不紊。我妻子曾说，我真是个未雨绸缪的人。

矛盾的是，许多人因疫情出现了心理问题，但却致使我的诊所生意兴隆。即使我在佛蒙特州焦虑护理中心雇了更多的心理治疗师，也无法满足如此大的客户需求。对于全美国的心理健康专家来说，这似乎是普遍现象。疫情肆虐之下，虽然无数企业受损甚至倒闭，但心理学业务却有所增长。可见，在命运的转折点上，永远也没人能预测出未来会发生什么。

这本书是我的人生回忆录，翻开书页，你可以看到我从痛苦童年过渡到充实、快乐、健康和幸福的点滴之旅。

假如我今天死去，我会给世人留下宝贵的遗产。我已经帮助许多人从痛苦中恢复过来——至少他们是这么告诉我的。我将留下一个成功的心理学实践和治疗师培训中心，希望日后它能在新的领导下继续运作。我将留下由我撰写的与焦虑有关的书，希望能帮助心理治疗师治愈他们的客户，帮助普罗大众克服焦虑。当然，这也就意味着，我要离开我可爱的女儿和外孙们，也要离开在1985年合伙创办的尚普兰湖华德福学校。我将离开许多人，他们不期而遇地进入我的生活，如同天使般带给我惊喜与感动。但是，我觉得我的使命还没有完成。此外，我一直梦想着去录制歌曲，出唱片，假如日后有人听到的话，也可以给他们带去丝丝慰藉并与之产生共鸣。

在接下来的最后一章中，我试图将学到的关于适应力、创伤恢复和人生目标的知识整合和组织起来。我从自身的传记故事中提炼出一些教训和见解，它们可能会帮助人们将创伤转化为胜利，从而彻底地摆脱阴影。我不可能是唯一战胜创伤的人，我希望其他人也能同我一样，过上心满意足的生活。

16. 反思与感悟

马克·吐温曾写道："你一生中最重要的两天，就是你出生的那天和你明白自己为何出生的那天。"幸福的是，我已经找到了自己的人生目标，也就是我的使命，并有机会过上有意义和有目标的生活。我时常开玩笑说，人忙忙碌碌了一辈子，不停去找寻生命的真谛，去学习洞察力、理解力和感知力，但最终却什么也带不走，只能无奈归于尘埃。这样的话，来世间一趟，岂不有愧？因此，如果没有来生，我希望至少能把自己的经验留下，从而造福后人，让他们更好地生活。

在本书中，我分享并讨论了自己前74年的生活感悟。我特别希望能再活74年，但至少到目前为止，我可以说，这段人生旅程无比充实。童年时，我长在贫民窟，遭受了长达18年的创伤折磨，从没想到自己能取得现在这么大的成就，因此我为自己感到自豪。那么，关于韧性、创伤恢复、快乐和成功，我有什么经验可以传授给读者呢？

有人说康复、成功和幸福始于"希望"，但我要说始于"信念"。在我看来，希望太过被动了，它通常意味着"我盼着事情会解决"，并对发生的事情几乎没有控制力。相反，信念则意味着"我相信事情会解决的"，并加之控制、意图和期望。信念与成功有着巨大的关联。如果你相信自己能行，那么很大概率就会取得成功。但是，如果你认为自己不行，或者自己不值得拥有，就根本不会为了梦想而奋力前行。正如我在田纳西州认识的寡居老妇人多次说过的那样："连梦想都没有的人，又怎么可能梦想成真呢？"我确信那个老妇人是我生命中的天使，教会我梦想可以实现。她强调了这样一个观点：你不仅要有梦想，还要坚信梦想能够成真。

作为一个拥有音乐天赋的人，我经常在歌曲中寻找意义和灵感。有首歌叫作《当你相信时》(*When You Believe*)，来自梦工厂动画音乐剧《埃及王子》(*The Prince of Egypt*)的插曲，因玛丽亚·凯莉和惠特妮·休斯顿倾情合唱而走红。这首歌讲述了信仰的力量，虽然歌词中也提到了希

望，但认为信念才是实现奇迹的基础。以下是歌词摘录
片段……

奇迹会出现

当你相信自我的时候

即便希望渺茫，也难以抹杀

谁又知道，你能实现何种奇迹？

在你相信之时，你就可能会实现

相信之时即为实现之时

我发现，每个人的内心都有两种力量或本能交织在一起。第一种是"生存本能"，这是大脑的功能，其目的是维持生命。在大脑（包括昆虫在内的所有动物的大脑）的协调下，当机体面临威胁和危险时，生存本能会自发地提高警惕。有时，人们凭借第六感察觉到了威胁或危险，大脑会立即释放出逃跑的信号，若无法逃跑，便转而采取进攻。逃避机制因物种不同而存在差异，对人类来说，通常是回避风险和退缩的形式。

在人脑中，有一部分与记忆相关的区域，名为"颞叶"，它具有非常复杂的记忆认知功能，当遭遇威胁或遇到危险时，人会迅速调取过去的经验，从而可能做出某些错

误的判断。过去的伤痛一定会在我们的心中留下伤疤，但有些人却过于敏感和夸大，致使在未来不敢再轻易涉足。在这种情况下，生存本能就显露了出来，表现为焦虑或恐惧，促使我们逃避或回避。基于我们的时间意识，生存本能也试图预测未来。当一个行动的结果是未知数时，我们倾向于避免冒险，即使在符合我们最佳利益的情况下，我们也会犹豫。生活中充满了无数大大小小的选择——人际交往、创业、读研、旅行……究竟该怎么做决定，总是令人倍感焦虑。在感激生存本能的同时，我们也要认识到它会阻碍创伤康复，以及圆满幸福人生的实现。如果生存本能过于强烈，我们不会有任何改变或成长。

第二种是"成长本能"。不论是在文化层面还是个人层面，成长本能都是进化的基础。在成长本能的激励下，人们会自我提升，通过学习新技能、解决问题和直面未知而变得更好。同时，当面临未知的结果时，人们也会敢于冒险，因为冒险孕育着机遇。但是，如果成长本能超过了生存本能，人们可能表现为急躁冒进、冲动行事，不经思考就行动了，并危及身体、经济或情感。

因此，生存本能与成长本能两者之间需要保持平衡。这两种力量必须相互协调，共同发挥作用，才能助力人们走向成功。作为一名心理学家，我有时也把这些讲给客户听，从而帮他们做出人生决定，从创伤中恢复，并实现自身潜力。

在本书的前面，我介绍说巴里是我生命中的天使。他对生活有着创造性和深刻的见解，并且通过独特的解读，使其变得通俗易懂。他看到了生活的两面性，形象地称之为"台上"与"台下"。他认为，生活如同戏剧，在"台上"，每个人都扮演着角色，殊不知这只是场表演。对于大多数人来说，他们只活在台上，并且极为认真。然而，他们很少自我反省，或换个角度观察自我。在心理学上，这叫作"观察自我"。相比来看，在"台下"，人们才能多角度地真正审视自我，站在这样永恒的、中立的、客观的视角，才可以看清并选择如何生活。这就是戏剧的意义所在：演员在舞台上扮演某个角色，表演结束后，恢复生活中的真实身份。不约而同的是，威廉·莎士比亚也发表过类似见解："世界是个舞台，男男女女只是演员而已；他们都会退场和登场；人生在世扮演着多重角色（《皆大欢喜》（*As You Like It*）第二幕第七场）。"

用戏剧作比喻，巴里会说"你不是自己想的那样"，意思是你在生活中扮演了很多角色。如果不站在"台下"，人们将被困在一个有限的、规定的舞台角色中，永远不会有所成长和改变。

我相信这是我成功的秘诀之一。从生命早期开始，我就把自己当作来自外太空的访客，或者像个局外人一样看待生活。我活在这个世界，却又跳出了这个世界，这个视角让我能够客观地观察生活，选择自己在人生舞台上扮演的角色，而不会失去自我的核心意识。这让我相信一切皆有可能，我能够克服逆境，实现梦想。

巴里也说："如果你站在台下，就永远不会变老。"我从未觉得自己老了，但我也知道盛年不重来，我的生命即将走向尽头。如果我集中注意，保持开放的心态，把人生当作漫漫的学习之路，我就能青春永驻。1964年，迪伦写了一首歌，其中的歌词就表达了这种观点："没关系，妈妈，我只是要去天堂了。"后来，给迪伦写传记的作者把这首歌描述为"冷酷的杰作"。歌词中还有句中肯的话："生而不鲜活，死也匆匆而至。"这句话的意思是，只有不断学习与成长，才能活得幸福与长寿。尽管我的身体日渐衰老，但我的心态仍然年轻，因为我没有停止学习、成长和更新，我能学到和理解的东西是无限的。正如爱因斯坦所说："我们永远不可能知道一切。"在内心深处，我的青春始终在跳跃，它好奇而顽皮，对宇宙和生命的奇迹充满敬畏。

迪伦还写了首歌叫作《青春永驻》（*Forever Young*），

主题关于实现梦想和体验快乐，我用吉他弹奏过这首歌。下面是这首歌的摘录：

青春永驻

鲍勃·迪伦

愿你筑起通往星空的阶梯

一级一级地爬上穹顶

愿你的心永远快乐

愿你的歌永远传唱

迪伦还认识到帮助者的作用——在通往幸福的旅途中，我一直把他们称为天使。

愿你永远乐于助人

愿你永远有人相助

正如我之前提到的，在2012年重拾吉他后，我也开始自己创作歌曲。其中有首歌名为《请不要离开我》（*Please Don't Leave Me Now*），讲述了我的创伤恢复经历和幸福经历，并阐明了帮助者在康复旅程中的重要作用。以下是这首歌的歌词：

请不要离开我

保罗·福克斯曼

副歌

请不要离开我

请不要离开我

请不要离开我

既然我找到了你

主歌

想要生存，就必须坚强

现在，我知道自己错了

我太孤独了，我需要朋友相助

副歌（重复）

主歌

想要明智，就必须看清

事情是怎样的，它们需要怎样

我迷路了，我需要找到回家的路

副歌

不时有人问我："你通往成功和幸福的秘诀是什么？"

也有人问："你是如何取得如此多成就的？包括在全职工作的同时写了4本书，创建了繁荣发展的诊所，养家糊口，定期锻炼，维护家庭和财产，以及与人合伙创办了一所华德福学校。"

回想起来，尽管我有创伤史，但实现了圆满幸福的生活，我具备了三个必要条件。第一个条件是"能量"。能量是完成任务、获得成功的原始燃料，它就像太阳能一样，一经开发，就会源源不断地输送。那么，怎样才能获取能量呢？保持身心健康。健康的人活力满满、眼神清澈、走路昂扬、情绪平和……这种状态令人如沐春风。但能量不是物质，它更像是电能。你无法直接观察它，但它能够启动电动汽车或照亮城市，这时它的效用便显现了出来。能量有不同的名称：活力、精神、神韵、生命力、精力、耐力、效力和驱动力、电磁力。正是因为电磁力的存在，我们的心脏才能每天跳动10万次，在没有电池或发条机制的情形下，也毫无中断。有了能量，我们就会积极追求目标和梦想。与能量相反的是冷漠、懒惰、无精打采和无所事事，而这些品质会干扰成功和幸福。

在我写的其他书目中，我详细地讲述了哪些生活方式有助于维持能量，并指出了健康的三个基本要素：良好饮食、锻炼（心血管、力量和柔韧性）和优质睡眠。在这里，我没法详细说明，只想说从青春期开始，健康就是我生活的重中之重。有人问我：人生中最重要的事是什么？我总会回答：爱情、健康和经济安全，就按这个顺序来。当然，由于身心健康，我也有所回报，那就是最近因遗传性心肌病住院时，它救了我的命。我的哥哥马克也因同样的情况住院，却没能活着出院。

要想实现圆满幸福的生活，第二个条件是"效率"。效率意味着用最少的投入去获得最大的产出。它要求在获取预期结果时，减少个人时间和精力等不必要的资源浪费。有效管理时间，才能提高效率，因此可以通过时间管理策略来提高生产力。举个简单的例子，每当我在家上下楼梯时，我都会停下来问自己："我要怎样才能一趟拿完所有东西？"再比如，收拾厨房时，我会把所有物品都一步整理到位，包括砧板、刀架、堆肥桶、搅拌碗、食物储存容器、盘子、碗、刀具、垃圾和水槽。培训佛蒙特州焦虑护理中心的员工时，我也教他们使用数字日历或电子表格进行预约，其中记录着计费服务所需的所有信息。这样一来，就不必每个客户单独开设预约表了，在出具发票清单时效率将大大提升。

有条理是提高效率的另一种方式。如果每样东西都有其固定位置，那么找起来就容易得多，无论是指甲刀、2号十字螺丝刀还是归档信息。从长远来看，前期花些时间来整理排序，后期就能提高效率并节省时间。

此外，提前计划也能提高效率。每当我有事离开家，总会提前计划路线以免中途绕路，并且我会尽量避开高峰期，选择人少的时候出门。和大多数人一样，我也会提前录制电视节目，这样就可以跳过商业广告。我发现通常每期持续一小时的节目，其中正片内容不超过40分钟，而广告却占了20分钟。如果提前录制，我就能够省去广告的时间，同时不受干扰地欣赏节目。可见，通过深思熟虑的计划，我们可以减少时间和精力的浪费。当然，类似的例子还有很多，不止我提到的这些。

提交年度纳税申报表时，很多人觉得烦琐而压力倍增，但对我来说，我使用电子银行来管理商业账户，所有的交易款项都以电子方式记录，文件也都归档在命名文件夹中。每年，会计师向我询问申报信息时，我只需上传电子文件，经安全扫描后，通过电子邮件传给他。由于我平时已经保存了全部工作内容，因此年终流程十分高效，并且毫无压力。

我有个关于效率的格言：今日事，今日毕。我知道，明天的时间不可能比今天更多。此外，只要有可能，我想到什么就会立马去做，这样就不用列待办事项清单或者费脑筋记住它们。

我还发现，有节奏地生活会更有效率。例如，这些年来，我总根据位置来选择健身房，这样在通勤的路上也可以锻炼。每周三天，我都雷打不动地去健身房，之后洗个澡，再以容光焕发、精力充沛的状态现身工作。如果健身房不提供毛巾，我就在运动包里备着，下班回家后立即补充或换上新的洗漱用品。我的运动包时刻准备就绪，因此，我从不会忘记带新毛巾或其他物品。

我能想到几十个其他的提升效率的方法。比如，骑车回到家，我会马上给自行车配件充电，如灯、电子换挡杆和无线通信头盔。这样一来，我随时都能出发，不用担心车子走不了。再比如，做饭时（烹饪是我的爱好之一），我总会做好第二顿，甚至第三顿饭，比如午餐、小吃或晚餐。对我来说，效率是常识问题，它涉及时间管理和思维转换。

当怀有紧迫感或意识到时间有限时，我们往往会更有动力。要知道，美国人的平均寿命是78.54岁，惊人的是，人们把大部分的时间都花在了基本的生活需求和工作上，而这些并不能直接转化为幸福或持久成就。一天有24个小时，共1440分钟，而大多数成年人把1/3的时间拿来睡觉，随后就是上学或上班赚钱、做家务、做饭吃、开车、排队或通过自动客户服务打电话、上厕所、穿衣、休闲和舒缓压力（如看电视）等。这些活动总共占据了每天除睡觉外

80%到90%的时间。对于有小孩的父母来说，他们既要看孩子也要顾自己，因此自由支配的时间可能更少。在一生中，我们的大部分时间都被占用了，几乎没有时间用于自我提升、造福世界或完成任何有持久价值的事情。但需注意的是，尽管实现长期目标的时间太少，我们也不能气馁，而是要认识到有效利用时间的重要性。我们要做的不仅仅是完成目标，而是高效地完成目标。

精神分析学家卡尔·荣格是我的精神导师之一，他热衷于治疗中年病人，或者治疗那些认真致力于自我提升的人。用他的话说，在到达中年的门槛之前，人们几乎没有紧迫感和死亡感，因此会自己欺骗自己，认为未来无限广阔，还有大把的时间来实现人生目标。然而，渐渐地，衰老释放出早期信号，如女性生出白发，或者男性的发际线后移，这就使得人们变得迫切，想要牢牢抓住生命中的每一分每一秒。到达这个阶段后，人们更加想要解决个人问题，如压力、抑郁、焦虑、缺乏成就感、关系不满，以及其他美好生活的障碍。此外，意识到时间流逝后，人们也更加想去体验充实的人生。这些症状向人们敲响了警钟，告诉大家要及时去处理内心的痛苦。因此，痛苦其实是一份礼物，只要战胜它，幸福充实的人生就有了可能。

时间转瞬即逝，如果我们效率不高或管理不善，就会对未完成之事心存遗憾。20世纪七八十年代，有个名为"堪萨斯"的传奇摇滚乐队。该乐队制作发行了8张黄金专辑，并连续200多周荣登音乐排行榜，其中有首歌叫作《风中之尘》(*Dust in the Wind*)，唱出了对时间的无限哀婉，以下是部分歌词摘录：

风中之尘

克里·利夫格伦

所有的梦想

从我眼前掠过

它们只是风中的尘埃

我们所做的一切

已然破灭，虽然我们不愿看到

除了天与地，世间万物皆非永恒

腰缠万贯也买不回一寸光阴

我们只是风中的尘埃

一切都是风中的尘埃

曾经，我发现了一块幸运饼干，上面写着一句话：幸福就是享受你必须做的事情。而这正是我的幸福秘诀。面临繁重的任务时，如果我们能将负担转化为享受，就会体验到快乐，而不是非等着做自己喜欢的事。例如，做事时，我喜欢借助一些能提升幸福感的工具。如写字时，我用了一支漂亮的、独特的笔，这是在夏威夷遇到的一位艺术家手工制作的，由木头和丙烯酸制成，这种材料与制作冲浪板的材料相同，每当我用起来，总会想到曾经的快乐和美好时光。在厨房做饭时，我用了一套高质量的刀具。吃早餐麦片时，我也会拿出专用的碗，它是由工艺展上的艺术家手工制作的。

日常做事时，我还会把它们当作正念练习，以此来增加幸福感。尽管有时提升效率很重要，但正念练习的重点不是为了完成任务，而是乐在其中，因此我会聚精会神并放慢脚步。例如，每天晚上睡觉前，我会把清洁口腔作为一项正念练习。刷牙时，我不会匆忙完成，而是按照美国牙科协会的建议，先用牙线彻底清洁，然后足足刷够两分钟。我用刷牙来练习集中注意力，在此过程中，不会因别的事情而分神。换句话说，我把清洁口腔当成在冥想。

有人可能会问："你为什么选择清洁口腔作为正念练习？"在威利斯顿的几年里，我有个邻居，是一位退休的化学家，在马来西亚经营一家牙膏制造厂。她告诉我，她的工作内容之一就是研究人们的平均刷牙时长，这些信息对于根据暴露时间（消费者刷牙时间）确定配方中活性成分的含量至关重要。然而，她发现，人们总是虚报刷牙时间。实际上，每当在实验室进行真人测试时，显示的刷牙时间比他们预先报告的要短得多。人们急匆匆地刷完了牙，却牺牲了口腔健康和享受过程。

要想实现圆满幸福的生活，第三个条件是"专注"。专注是持续的注意力，是面对外界干扰时保持目标专注的能力。人们很容易就能开始某个项目，却经常中途放弃，只因注意力被其他事情分散掉了。开始总是很容易，坚持下去却很难，需要人们保持专注的能力。对我来说，保持专注力的策略就是设想一个目标，然后计划分几步来完成。每天都在脑子里想着终极目标，按部就班地向目标迈出步伐，即使只是一小步。例如，写书时，我会把忙碌的一天分为几个简单的部分，比如查找参考资料或阅读相关内容。换句话说，我不仅设想了最终的产品形态，而且把它拆解成了一个个小的步骤，从而维持我在项目上的活跃度和专注度，直到有时间投入更多的精力。

为了保持专注力，有必要区分什么是"重要的"，什么是"紧急的"。一些任务有截止日期，但与个人的长期目标没有直接联系。例如，按时支付账单就无法转化为长期目标（除了财务偿付能力）。因此，为了有效处理这些任务，我们应将其简化完成，同时将注意力转移到那些重要的长期目标上。

斯蒂芬·科维是位时间管理专家，写了本畅销书《高效能人士的七个习惯》(*The 7 Habits of Highly Effective People*)。他创建了"四象限法则"，用以区分事情的重要与紧急程度，这有助于完成长期目标，如个人发展、创伤恢复和圆满生活。我们做的所有事情都可以归入其中的某个象限：

象限一："重要且紧急"——重要和危机情况；马上去做。

象限二："重要不紧急"——预防和规划措施；计划去做。

象限三："不重要但紧急"——造成干扰的事；交给别人去做。

象限四："不重要也不紧急"——忙碌琐碎的事；尽量不去做。

科维的研究发现，快乐和满足的人都会定期花时间投入象限二的活动，这些活动与个人的长期目标有关，或者可以被描述为"个人的重要事务"。科维建议我们要事第一，一旦明确了个人的重要事务，就以目的为出发点，并且先做最重要的事。就我个人而言，我把健康放在了首位，并为此定期锻炼，健康饮食，保证睡眠充足。

若要提高注意力，冥想练习也是一种极为有效的方法。正如我前面所说的，在冥想过程中，应集中注意力在某个锚点上，每当分神，就会不断地重新聚焦于这一锚点。这个锚点可以是一个有意义的词语、一个声音，或者一个被注视的物体。通过练习，在面对外界干扰时，大脑也能更加全神贯注。对我个人来说，冥想练习的确大有裨益，帮助我实现了许多目标和梦想。在旧金山时，我遇到了室友约翰，他是我生命中的天使之一，教会了我正确的冥想步骤。从那之后，我就认真地进行长时间的练习。几年过后，在练习之外，冥想还成了我的一种生活方式，一种思考世界的方式。

在自我疗愈的过程中，我研究并尝试了两种形式的冥想。一个是"超然冥想"，起源于印度教，我在做瑜伽时常常用到；另一个是"内观冥想"，起源于佛教。那么，冥想如何帮助我们战胜创伤和逆境呢？

传说大约2500年前，在迦毗罗卫国(现尼泊尔)，有位名叫悉达多·乔达摩的印度王子。为洞悉人类苦难的原因，他离开了妻子和家人，来到一棵菩提树下打坐冥想，并发誓不达觉悟绝不起身，就这样，苦苦修行6年之久后，终于悟出了"四谛"。后来，世人尊称他为"佛陀"，意思是"觉悟的人"。同时，"四谛"也成了现在流行的人生哲学基础，用于复杂的心理学治疗和创伤恢复。

"四谛"有如下内容：一是"苦谛"，众生皆苦，苦难在世间不可避免；二是"集谛"，苦难皆有根源，种善因得善果，种恶因得恶果；三是"灭谛"，寻求解决苦难的智慧之道，断除执念，无有分别。佛教教导我们每时每刻都在做选择，但要谨慎思考和感受，客观地做出判断。

"灭谛"与"认知行为疗法"相吻合，该疗法是当代最流行的心理治疗方式之一。20世纪80年代，亚伦·贝克、阿尔伯特·埃利斯和大卫·伯恩斯提出了相关的心理学概念，被称为"认知治疗师"。他们认为，人们的情感取决于认知的内容和形式，比如忧虑思维使人感到焦虑，消极思维使人感到抑郁。在这一前提下，上述概念逐渐演变为一种治疗方法，即"认知行为疗法"，通过改变人的思维方式来纠正不良情绪。由于这本质上属于"灭谛"的内容，我们可以合理地认为它是古代佛教的现代衍生物。

四是"道谛"，强调冥想是克服情感痛苦的途径。要处理创伤或被虐待的痛苦，最有益的途径就是静坐和时刻保持平和。冥想让我们立足于当下，而不是纠结过去已经发生的事情或未来可能发生的事情。通过这样的练习，我们就能意识到，所有的情绪、记忆，甚至身体上的感觉都不过是暂时的。

经历心力性衰竭后，我在医院的重症监护室躺了整整12天，在此期间会见了负责我住院护理的心脏病专家。见面时，他特意告诉我，我的副交感神经系统功能非常好。换句话说，他是在称赞我面对死亡时的沉着冷静。当然，我之所以如此平和，还要归功于冥想练习。冥想练习使我受益匪浅，让我在处于死亡边缘时，能够坦然接受那份寂寞和空虚。在冥想时，人们体验到沉默、静止和超然，思维会陷入永恒，如同假的"死亡"状态。

当然，冥想不能阻止死亡，但却可以减少对死亡的恐惧。通过练习沉默和超然，我们会处于一种模拟死亡的状态，在这种状态下，去体验思绪之间的宁静与空虚，除此之外什么也不做。如果要我猜测死亡是什么样子，大概就是这样的吧。

冥想练习涉及一种"内感性暴露"的心理机制，通过这种机制，人们可以直面恐惧从而提高掌控能力。通过静坐不动，什么也不做，实际上是在面对创伤经历，曾经受到的虐待、侵犯和心理创伤等都将一一暴露，以训练人们对情感痛苦进行"脱敏"。

冥想有助于培养内心的平静，从而使人感知幸福，也能给人带来快乐。一个内心躁动的人不太可能幸福。

佛教宣称幸福是人生的目标，这与现代"积极心理学"的理念不谋而合。积极心理学致力于用科学的方法去追求人类的优秀品质，该方法发现，乐观、希望、感激、同情和敬畏等积极情绪有助于增强身心健康。此外，它还发现了"抵消效应"，即积极的情绪似乎可以消除创伤等压力的生理影响，使人活得更加幸福、健康与长寿。

同时，冥想使人们充满活力。通过专注于某个焦点，比如呼吸、自然声音、特定的词或短语，能够增强注意力，从而更尽情地体验生活。我们开始享受当下的每一分每一秒。只要我们活在当下，就不会死亡。否则，活着也如同死了。

在佛蒙特州焦虑护理中心，我有个心理学实习生，她在自己的办公室里贴了条标语，上面引用了一首诗，来自罗伯特·弗罗斯特的《仆人们的仆人》（*A Servant to Servants*）：最好的出路总是进入。这个简单的说法表明，要想从创伤经历中痊愈，就必须再次走进它，只有直面痛苦，才能战胜痛苦。这是佛陀第四真谛的精髓。在心理治疗中，我们支持客户回忆创伤，并以此进行脱敏治疗。同样地，通过静坐冥想，我们可以直面情感痛苦，最终走向康复与痊愈。

其实，要克服创伤影响，除了冥想练习，还有很多其他方法。正如我在前言中提到的，现在，心理健康领域认识到了身体对创伤恢复的重要性。作为创伤后应激表现，受害者倾向于将感觉从身体中抽离或解离出来，其后果就是思维可能变得麻木，而身体则如同行尸走肉一般。为了从创伤中恢复，需要"重新适应"身体，并找到让自己感到舒适、称职、强壮和安全的方法。在最近的躯体疗法中，为激活因创伤而关闭的神经系统，建议患者适当进行一些身体活动，其中最为推荐的就是瑜伽、舞蹈、音乐和武术。

20多岁，我在学习东方宗教时，不由自主地被瑜伽吸引了。当时，瑜伽和创伤恢复之间的关系并没有得到广泛认可。然而，瑜伽符合我对身心健康的整体价值观。我很快发现，通过练习瑜伽，我可以感到安全和放松。而且，后来我还意识到，瑜伽实际上是在重塑我过度活跃的神经系统。在心平气和的状态下，我变得更能专注于当下，而不是回忆过去或展望未来。

我现在意识到，我喜欢的体育活动，如瑜伽、滑雪、骑自行车、划皮划艇，甚至是亲自动手的修理活动，都有助于我的创伤恢复。从事这些兴趣爱好时，我的身体也被调动了起来，我觉得自己非常能干，还体验到了创造力和自然的治愈力量。

我还发现了一种治愈状态，叫作"心流"。心流是指一个人完全投入某种活动中，以至于忘记了时间与自我。但是要体验心流，必须掌握该活动的技巧并足够熟练，这样才能尽情地享受快乐。同时，还必须克服活动中最初的学习曲线，尽管有时该曲线非常烦琐。心流是基于实践和技能发展的。活动的挑战高，需要的技能也高，两者必须平衡才能产生心流体验。如果技能不足，会令人沮丧；而技能太高，就会心生厌倦，觉得挑战毫无压力。这一结论适用于几乎所有的活动，包括烹饪、瑜伽、冥想、滑雪、骑自行车、骑马、锻炼、跳舞和演奏乐器。任何拥有这些活动技能的人都会同意，当他们专注但放松时，最能尽情地享受。心流状态有助于创伤疗愈，在这种状态下，快乐和兴奋取代了焦虑和紧张，因为心流和焦虑几乎不可能同时发生。

心流对自尊也有好处，它使人们体验到了成就感和掌控感。在引言中，我提到自卑是创伤的常见后果，也是通往康复和幸福的一大障碍。当面对生活中的挫折和挑战时，自卑的人会不知所措，并且，自卑还会使人自我封闭，总是默默独自承受困难、欺侮和失意。面对苦难，他们缺乏反击、挺身而出和获胜的信心，甘为生活的受害者，难以觉察自身的真实力量。此外，在很大程度上，他们与社会脱节，因此许多人丧失了生存本能，并且作为动物本能的坚毅与韧性也消失殆尽。他们不知道自己的真实本性，因此选择沦为弱者，胆怯地活着。

正常情况下，自尊的来源有二。一是来自主要照顾者的积极投入，最好出现在孩子发展早期，以便他们接收和内化。当面对赞美、爱、留意和关心时，孩子就会产生被尊重、被重视的感觉，并认为自己有价值和爱与被爱的能力。不幸的是，我小的时候，父亲不在身边，只有母亲作为单亲家长，在忙于生计的同时抚养着我们兄弟三个。因此，我那时没有得到多少积极投入。

然而，后来，我遇到了很多生命中的"天使"，他们给予了我多方面的支持，并教会了我许多东西。这些天使带给我爱与支持，使我的自尊心得以提升，由此补偿了我自尊的第一个来源——积极投入，对此我十分感激。尽管在许多情况下，他们并没意识到，但是与他们交往，我确实发生了很多积极变化，比如创伤恢复、个人成长和大大小小的成就。因此，这些关系证明了社会支持在康复过程中的重要意义，自我消化是行不通的。

为实现创伤康复，心理治疗也是个有益的特殊方式。我本人就得到过几位心理治疗师的帮助，自童年开始，我经历了很多创伤（见于第一章）。当时我10岁，对父母的离婚感到内疚、愤怒和悲伤。第二次治疗经历是我在旧金山锡安山医院做心理学实习生时，与索尔·内多夫一起进行的训练分析。在第六章中，我谈论了自己和索尔的关系，以及我是如何首次袒露童年受虐经历的。攻读博士学位期间，我在纳什维尔再次寻求支持，以解决我对孤独的恐惧和对社会支持的需求。最近，我在面临死亡住院时，再次寻求了心理治疗。所有这些治疗经历支持我走过了艰难时刻，并对我的创伤恢复做出了重大贡献。就其本质而言，心理治疗也有助于培养自尊。当你信任的人尊重你，并以我们治疗师所称的"无条件的积极关注"对待你时，你几乎不可避免地会感到被重视和有价值。

自尊的另一个来源是体验成功、掌控和成就，这些可以包括学习新事物、发展新技能和解决困难问题。但是，这些事情充满了冒险成分，创伤受害者往往不会去做，因为他们的大脑是为情感，甚至身体安全而生的。渐渐地，这就形成了一个不断自我强化的恶性循环：越是躲避增进自尊的机会，机会就离你越来越远。再者，自尊不是静止不变的，需要通过反复的积极投入，以及持续的成功、能力和掌控来增强。

我那摇摇欲坠的自尊在青春期和成年期得到了提升，除了得到社会的支持和天使的帮助外，主要还是因为我有能力在体育、学术、音乐和生意等领域做出一番成就。例如，体育天赋就是我的自尊源泉之一。作为一名运动员，我获得了不少成功，包括被选为高中田径队的队长，以及被耶鲁大学的奥林匹克田径教练挑中。我也是个好学生，以高分和高绩点的形式收获成功。如前所述，我还在暑期工作中学会了各种技能，成年后将这些技能运用到了住房设计中。

良好的幽默感也有助于创伤恢复和提升幸福。经历创伤后，我们激活了防卫本能，丧失了娱乐性，致使我们总是如履薄冰地面对生活。拥有幽默感的话，就能走出自我包围圈，对过去的伤痛经历一笑而过。自嘲有助于放松身心、享受乐趣、体验快乐，这些积极的情绪可以使人释放紧张、缓解压力和改善情绪。研究发现，就算不大笑，只是简单微笑，牵动的肌肉也能释放出感觉良好的激素。因此，要想心情变好，可以多笑笑，而且大笑会令人心情更加畅快。

最后，作为一名心理学家，我在个人和专业工作中发现，"灵性心理学"对克服创伤的破坏性影响非常有益。灵性只需要相信更高的力量或智慧。你甚至可以成为一个自然主义者，就像我的母亲一样，她相信万物皆遵循自然的秩序。有很长一段时间，我都不明白为什么我小时候会成为受害者。当然，别无他法，我只能自己研究。为了弄清楚这个问题，我在大学里学习宗教，阅读基督教的《圣经》、伊斯兰教的《古兰经》和印度教的《薄伽梵歌》。也许，要解释世界上的暴力、残忍和创伤，还需要更高的道行。即便一切都事出有因，我们也常常不得而知。我意识到，我们怎么处理负面经历，就会面临相应的影响。

我也知道，治愈和幸福来自将创伤转化为自己想达成的目标。每当经历逆境时，我就会问自己："你从中学到什么了吗？"换句话说，我的反思是否有所收获。写这本书时，我正面临最近的创伤，医疗危机把我推到了死亡的边缘。为了治疗，我不得不重新平衡工作和生活。我必须停止面见客户，期限未可知晓，只能负责管理层面的工作以维持业务。我必须取消预定的演讲和所有的旅行计划。对员工的督导以及每周的病例会议也不得已地大幅削减。回想起来，我后知后觉，如果没有发生医疗危机，我就不会放慢脚步，也不会腾出更多的时间来写作、弹吉他和经营友谊。而且，我刚刚才到可以进入渐进式退休的年龄，在某种程度上，这次医疗危机的发生很可能是个好事，它符合了我的最佳利益。如果我从致命的心脏创伤中恢复了（而且似乎正朝着这个方向发展），可能我最终会对这场危机心存感激。

如果我童年时没有遭受创伤和虐待，能否还会在生活中取得同样多的成就？答案不得而知。但有一点是肯定的：正因有如此糟糕的童年，我才有了不断向上攀爬的动力。在我的创伤史和人生目标之间，似乎有着某种关联。经历了童年的痛苦，我得以更加共情且乐于助人。不知不觉间，我迷上了心理治疗师的职业，着重处理焦虑问题，后来做得十分成功，也有了很多回报。能够治愈他人并为其成长做出贡献，同时为肩负相同使命的治疗师提供督导，是一份天赐的荣誉。

最后，我想引用一句话作为本书的结尾。这句话发人深思，并且与我的理念非常契合，来自于韦恩·穆勒的《心灵遗产之痛苦童年的精神优势》（*Legacy of the Heart: The Spiritual Advantages of a Painful Childhood*）：

你的童年充满痛苦、失落与伤害，然而实际上，它或许是份礼物。实现这一观念转变，需要巨大的信念。

致谢

"从创伤中再生，最终走向胜利"——这一场疗愈之旅，就是我生命的真实写照。在这趟旅程中，我遇到了许许多多的天使：田径教练、学术导师、心理医生、声乐老师、同事、实习生、客户、家人、朋友……他们的出现，激发了我的自尊、价值感和可爱之心，助我最终梦想成真。在此，我要向他们致以衷心的感谢。要感谢的人还有很多，无法一一列举，有的甚至早已辞世，但有几人对我影响至深，需特别列出，他们分别是：马蒂·斯皮尔曼、朱尔斯·西曼、弗雷德·泽尔、巴里·韦斯、卡伦·加梅尔、马克和朱迪思·曼、杰克·特拉纳姆、肯·斯通布雷克、琼·麦德森、约翰·莱昂斯、索尔·内多夫和M.R.马丁。

最后，至关重要的是，我要感谢生命中最珍贵的三个女人：谢丽尔——我的妻子，40年风风雨雨，她始终在我身旁扮演着最关键的角色。她是天使，是"蜂王"，引领我不断成长，接触更有品质的生活；凯莉·唐和莉亚·唐——我两个美丽的女儿，因为有她们，我感到无比的自豪和快乐，并且找到了所属的人生目标。

图书在版编目（CIP）数据

冲破黑暗的生命之旅 ／（美）保罗·福克斯曼著 ；
胡东磊译. -- 杭州 ：浙江教育出版社，2024.4
ISBN 978-7-5722-7592-0

Ⅰ. ①冲… Ⅱ. ①保… ②胡… Ⅲ. ①心理保健－普
及读物 Ⅳ. ①R161.1-49

中国国家版本馆CIP数据核字(2024)第048331号

引进版图书合同登记号　浙江省版权局图字 11-2023-394

冲破黑暗的生命之旅
CHONGPO HEIAN DE SHENGMINGZHILÜ

[美]保罗·福克斯曼　著　胡东磊　译

总策划 李娟		**策划编辑** 邓佩佩	
营销编辑 陶琳		**装帧设计** 熊琼	
责任编辑 王晨儿		**责任校对** 余理阳	
美术编辑 韩波		**责任印务** 陈沁	

出版发行　浙江教育出版社（杭州市天目山路40号　邮编：310013）
印　　刷　北京盛通印刷股份有限公司
开　　本　787mm×1092mm　　1/32
印　　张　6.75
字　　数　109 000
印　　数　1-6 000册
版　　次　2024年4月第1版
印　　次　2024年4月第1次印刷
标准书号　ISBN 978-7-5722-7592-0
定　　价　56.00元

如发现印、装质量问题，请与印刷厂联系调换。联系电话：17611051225

人啊，认识你自己！